W0275190

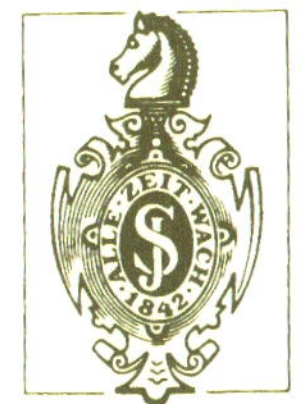
ALLE ZEIT WACH
1842

Thorsten Nikolaus

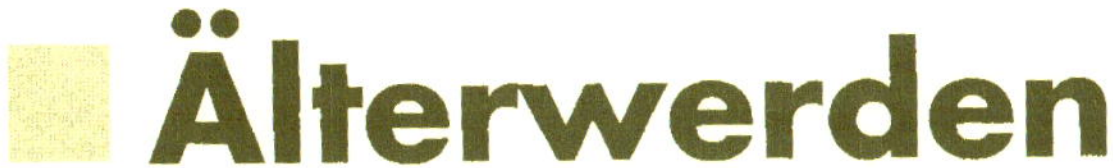

Älterwerden

Die neue Herausforderung

Springer-Verlag
Berlin Heidelberg GmbH

Mit 18 Abbildungen

ISBN 978-3-540-56168-2 ISBN 978-3-642-93531-2 (eBook)
DOI 10.1007/978-3-642-93531-2

Die Deutsche Bibliothek – CIP-Einheitsaufnahme
Nikolaus, Thorsten:
Älterwerden: Die neue Herausforderung / Thorsten Nikolaus. – Berlin; Heidelberg; New York; London; Paris; Tokyo; Hong Kong; Barcelona; Budapest: Springer, 1993

Redaktion: Ilse Wittig, Heidelberg
Umschlaggestaltung: Bayerl & Ost, Frankfurt, unter Verwendung einer Photographie von N. Rau-Häring, Voller Ernst, Berlin
Innengestaltung: Andreas Gösling, Bärbel Wehner, Heidelberg
Herstellung: Bärbel Wehner, Heidelberg
Satz: Fa. Masson-Scheurer, Kirkel

67/3130 - 5 4 3 2 1 0 – Gedruckt auf säurefreiem Papier

Prof. Dr. Günter Schlierf
in Dankbarkeit gewidmet

Dank

Mein besonderer Dank gilt Frau Gisela Klingmann für die kritische Durchsicht des Manuskripts, sachkundige Anregungen und Ratschläge zum Inhalt, Frau Hanne Detterbeck für das Schreiben des Textes und für die vielen wertvollen Hinweise sowie Frau Kirsten Hirschbrunn für das Ausmerzen sprachlicher Nachlässigkeiten.

Den Mitarbeitern des Springer-Verlages, insbesondere Frau Ilse Wittig und Herr Rupert Kohl sei an dieser Stelle für ihre engagierte Mitarbeit ebenfalls herzlich gedankt.

Thorsten Nikolaus

Inhaltsverzeichnis

Einführung

Als Mensch haben wir das Glück, zu den lange lebenden Lebewesen zu gehören: Unter optimalen Bedingungen hätten wir eine maximale Lebenserwartung von etwa 115 Jahren. Obwohl die Lebensspanne auch genetisch festgelegt ist und ein Teil unserer Gesundheit durch unsere Erbanlagen beeinflußt wird, können wir doch unseren Lebensinhalt in großen Zügen frei gestalten und damit Einfluß darauf nehmen, in welchem Zustand wir unser Lebensende erreichen und ob unser Tod frühzeitig eintritt. Schon Demokrit stellt vor mehr als 2500 Jahren fest: »Die Menschen erbitten sich Gesundheit von den Göttern; daß sie selbst Gewalt über ihre Gesundheit haben, wissen sie nicht.«

Es liegt in unserer Hand, was wir aus unserem wertvollsten Kapital, Körper und Geist, während des Lebens machen. Die Zinsen einer vernünftigen Lebensweise zahlen sich gerade im höheren Alter aus. Ein Teil der als chronisch erlebten Krankheiten des Alters läßt sich durch entsprechende Prophylaxe (d.h. Vorbeugemaßnahmen) in der Jugend und im mittleren Erwachsenenalter verhindern. Alternsprophylaxe fängt in der Jugend an!

Dieses Buch will Hintergrundwissen vermitteln und Zusammenhänge zwischen Lebensweise, Gesundheit und Krankheit aufzeigen. Es soll dem Leser dabei helfen, die für ihn beste Lebensführung zu finden. In diesem Sinne sind auch die Ratschläge zu verstehen: Sie sollen nicht zu einer Einschränkung des Lebens führen – im Gegenteil. Bei möglichst konsequenter Anwendung läßt sich die Lebensqualität durch verbessertes körperliches und geistiges Wohlbefinden anheben. Die Anregungen in diesem Buch können zu einer Erweiterung des Horizonts beitragen. Da sich die Änderung einer ungesunden Lebensführung in jedem Lebensabschnitt positiv auf die Gesundheit auswirkt, ist es für den ersten Schritt in diese Richtung niemals zu spät. Auch wenn bereits chronische Erkrankungen vorliegen, kann durch entsprechende Lebensweise eine deutliche Minderung der Beschwerden erzielt werden. Je früher mit einer Änderung der Lebensweise begonnen wird, um so besser, denn der Satz »Vorbeugen ist besser als Heilen« wird trotz aller Fortschritte der Medizin auch in Zukunft Gültigkeit haben.

Das Buch wendet sich daher an alle Leser, die älter sind, aber auch an solche, die es – in größtmöglicher Gesundheit – werden wollen!

Herausforderungen und Konflikte des Alters

Die gesellschaftliche Stellung des alten Menschen im Wandel der Zeit

In der menschlichen Kulturgeschichte sind die Lebensbedingungen der alten Menschen, die nicht mehr oder nur noch teilweise zum Broterwerb beitragen konnten, zu jeder Zeit ein Gradmesser für die Humanität einer Epoche und Gesellschaft gewesen.

In der ägyptischen Kultur wurde die Erfahrung alter Menschen hoch geschätzt, in der Führungsschicht oblag ihnen die Ausbildung der Jüngeren.

Eine einzigartige Stellung nahmen alte Menschen in China ein. Der Philosoph Konfuzius, der um 500 vor Christus lebte, schrieb dem Alter den Besitz von Weisheit zu. Das Alter galt und gilt den Chinesen als reifste und wertvollste Lebensphase. Traditionell lag die Macht in den Händen alter Menschen, dies war die beste Gewähr für die Bewahrung der bestehenden Gesellschaftsordnung.

Die europäische Kulturgeschichte wurde am nachhaltigsten von den Griechen beeinflußt. Hier war das hohe Alter ebenfalls geschätzt und geachtet. Die alten Menschen wurden als Hüter der bestehenden konservativen Ordnung angesehen. In der griechischen Polis, dem Stadtstaat, waren Sitz im Rat und politische Macht stets miteinander verknüpft, der politische Einfluß der Alten war zwangsläufig. In den Ratsversammlungen hatten die sog. Geronten (Rat der Alten) großen politischen Einfluß. Sie übten ihr Amt bis zum Tode aus.

Ähnliche Verhältnisse fanden sich im römischen Reich. Die Patrizier, die reichen Grundbesitzer, übten die politische Macht aus. Aus ihrer Mitte wurden die Mitglieder des Senats gewählt. Die wichtigsten Ämter erreichte man erst im hohen Alter. Aus einer Zeit, in der die Macht des Senats allmählich verfiel und die Alten in der römischen Gesellschaft mehr und mehr an den Rand gedrängt wurden, stammt Ciceros Abhandlung über Cato den Älteren. Er legt diesem seine Ansichten über das Alter in den Mund: Die wichtigsten Entscheidungen geschehen seiner Meinung nach durch den Rat, die Autorität, die weise Reife, die das Alter in höchstem Maße besitzt: »Die Staaten werden stets von jungen Leuten ruiniert, gerettet und wieder aufgebaut aber von den Alten. Der Alte behält all seine geistigen Fähigkeiten, sofern er nicht darauf verzichtet, sie zu üben und zu bereichern.« Als Beispiele führt Cicero dann bedeutende Griechen wie Homer, Sophokles, Pythagoras und Plato an.

Etwa ein Jahrhundert nach Cicero kann man bei dem Philosophen Seneca einige Abhandlungen über das Alter nachlesen. So heißt es dort: »Bereiten wir dem Alter einen freudigen Empfang, lieben wir es, es ist reich an Annehmlichkeiten, wenn man es zu nutzen weiß. Die Früchte erlangen ihren vollen Geschmack erst in dem Augenblick, da sie vergehen. Es ist eine erlesene Zeit des Lebens, wenn man den Abhang der Jahre hinabgleitet.«

Mit dem Niedergang des römischen Reiches verloren auch die alten Menschen zunehmend an Bedeutung in der Gesellschaft. Die Zeit des Mittelalters war reich an Entbehrungen, Mißernten, Krankheiten und Seuchen sowie Kriegsgreuel und Plünderungen. Die Lebenserwartung der Bevölkerung ohne Säuglings- und Kindersterblichkeit betrug damals knapp 40 Jahre. Ein solches Leben ließ dem Menschen kaum eine Chance, alt zu werden (Abb. 1). Erst im Zeitalter der Renaissance änderte

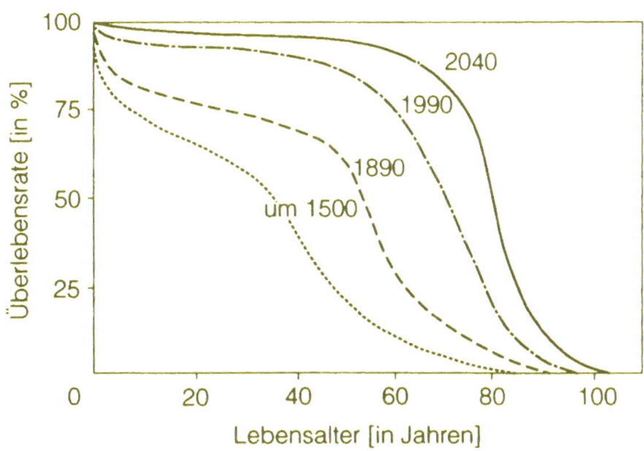

Abb. 1. Lebenserwartung in Deutschland. Während um 1500 die Hälfte der Bevölkerung vor dem 40. Lebensjahr starb, beträgt die durchschnittliche Lebenserwartung heute über 75 Jahre.

sich die Lebenssituation der Menschen. Ein städtisches Bürgertum, Händler und Handwerker entwickelten sich, und mit ihnen Besitz und Reichtum. Mit dem Besitz konnte Vorsorge für den Lebensabend getroffen werden. Wer sein Geschäft seinem Nachfolger oder Sohn übergab, brauchte nicht mehr auf alle Besitzrechte zu verzichten und sich damit der Wohltätigkeit der Jungen auszuliefern. Die gegenseitige ökonomische Abhängigkeit zwischen Jung und Alt förderte auch die Entwicklung der bürgerlichen Moral, derzufolge Kinder für ihre alten Eltern sorgten und diese im Rahmen der Familie bestimmte Pflichten übernahmen. In den Zünften der Handwerker waren die Erfahrungen der Alten meist hochgeschätzt, ihre Stimmen hatten immer noch Gewicht.

Eine entscheidende neue Entwicklung trat im 16. Jahrhundert mit der Bewegung des Puritanismus ein. Sie ging auf den Reformator Calvin zurück und führte zu einer neuen Auffassung vom Alter. Im Calvinismus war Arbeit eine religiöse Pflicht, Erfolge und Gewinn wurden als sichtbarer Ausdruck für Gottes Segen verstanden. Dies führte zu einer Aufwertung des Alters, einer Hochschätzung der Greise, deren Vermögen ja offensichtlich Zeugnis ihres gottgefälligen Lebens war. In dieser Zeitspanne wurden in England erstmals Altersheime sowie Krankenhäuser und andere Fürsorgeeinrichtungen für alte notleidende Menschen eingerichtet. Bis zur sozialen Absicherung des alten Menschen, wie wir sie heute kennen, war es jedoch noch ein langer Weg.

Mit dem Beginn der Industrialisierung im frühen 19. Jahrhundert kam es zur Entstehung einer neuen Klasse: das Proletariat. Die Arbeiter hatten unter sehr harten Arbeitsbedigungen und unzureichenden Wohnverhältnissen und äußerst karger Ernährung zu leiden. Für arbeitsunfähige alte Arbeiter gab es keine Absicherung. Dies änderte sich erst Mitte der 80er Jahre des 19. Jahrhunderts, als unter Bismarck in Deutschland die Sozialversicherungen geschaffen wurden.

Anders waren die Verhältnisse in den bürgerlichen Schichten. An der Spitze der industriellen Unternehmen, Handelshäuser und Banken standen vorwiegend ältere Menschen. In der Großfamilie hatten die Alten ihren gesicherten Platz, die Lebensverhältnisse waren zufriedenstellend.

Einige Dichter jener Zeit haben sich mit der allgemeinen Problematik des alternden Menschen auseinandergesetzt. So befaßte sich Schopenhauer in den Aphorismen zur Lebensweisheit mit einzelnen Phasen der menschlichen Existenz und beurteilte das Alter als eine Phase der Wunschlosigkeit und Kontemplation. Er hielt die greisen Jahre für die glücklichste Zeit im Leben, zumindest wenn man guter Gesundheit war und genügend Geld hatte.

Von der bereits erwähnten Sozialversicherung in den 80er Jahren des vorigen Jahrhunderts, die zunächst den Opfern von Arbeitsunfällen helfen sollte, bis zur Rentenversicherung für alle Arbeitnehmer und zur ausreichenden Altersversorgung dauerte es bis in die 30er Jahre dieses Jahrhunderts. Erst nach dem zweiten Weltkrieg wurden im Zug der Sozialgesetzgebung auch selbständige Bauern und Angehörige freier Berufe in die Altersversorgung einbezogen. Damit wurde eine neue Bevölkerungsschicht geschaffen: die Rentner. Es handelt sich hier um eine Generation von Menschen, die bei der Pensionierung in der Regel noch bei guter geistiger und körperlicher Gesundheit sind, plötzlich jedoch keine berufliche Aufgabe mehr haben und ihre Rolle in der Gesellschaft noch definieren müssen. Aufgrund der Sozialgesetzgebung sind die alten Menschen jetzt zwar finanziell abgesichert, sie müssen jedoch lernen, ihrem Leben einen neuen Sinn zu geben. Waren 1890 etwa 2% aller Erwachsenen im Ruhestand, so ist die Zahl der Pensionäre 1990 auf 22% angewachsen. Die Bevölkerungsgruppe der über 65jährigen und besonders der über 75jährigen ist der am stärksten wachsende Anteil in unserer Bevölkerung (Abb. 2). Die längere Lebenserwartung der Frauen gegenüber den Männern (79 gegenüber 73 Jahren) sowie weltkriegsbedingte Ausfälle führen dazu, daß drei Viertel der Senioren in Deutschland weiblich sind. Die meisten dieser Frauen sind verwitwet oder leben alleine. Anders ist es bei den älteren Männern: Sie leben in der Regel noch mit ihren Ehepartnerinnen zusammen.

Keinesfalls ist ein hohes Alter mit Hilfs- oder Pflegebedürftigkeit gleichzusetzen. So sind etwa 90% der 70- bis 80jährigen in der Lage, sich ohne fremde Hilfe selbständig zu versorgen. Allerdings steigt die Wahrscheinlichkeit, auf fremde Hilfe und Pflege angewiesen zu sein, jenseits des 80. und besonders jenseits des 90. Lebensjahres.

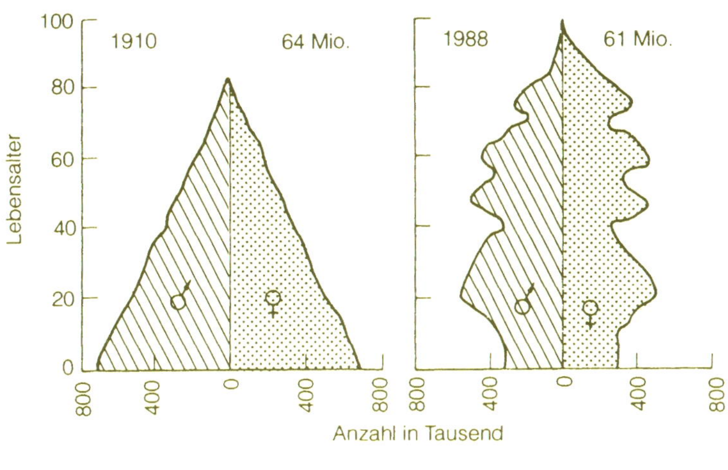

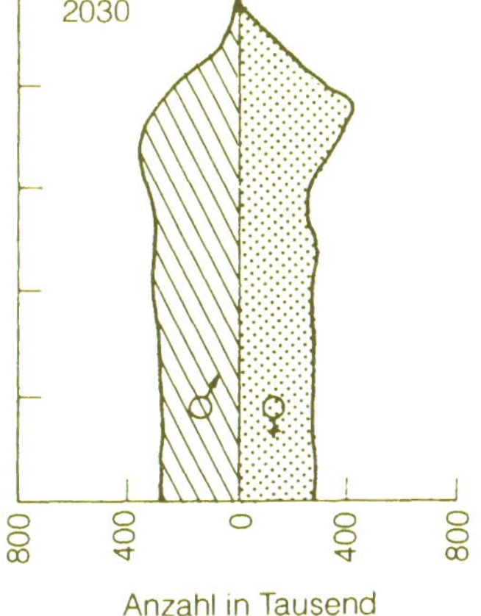

Abb. 2. Altersverteilung von Männern (♂) und Frauen (♀) 1910, 1988 und 2030.

Bisher haben zum weit überwiegenden Anteil Angehörige die Aufgaben der Betreuung wahrgenommen. Die Bevölkerungsentwicklung mit einer hohen Anzahl von Einkindfamilien sowie die große Mobilität unserer Gesellschaft führen jedoch dazu, daß immer weniger Kinder zur Versorgung zur

Verfügung stehen und ein Teil davon auch aufgrund großer räumlicher Entfernung nicht in der Lage ist, für die Pflege aufzukommen. Dies bedeutet, daß in Zukunft weniger familiäre Ressourcen bestehen werden und alte, pflegebedürftige Menschen in der Tat vermehrt auf institutionalisierte Hilfe angewiesen sind. Da diese personal- und zeitintensive Betreuung teuer ist, muß man davon ausgehen, daß ein großer Teil der alten Menschen diese Mittel nicht selbst aufbringen kann. Aus diesem Grunde ist eine gesetzliche Pflegeversicherung unbedingt notwendig.

Was tun mit der vielen Zeit?

Daß das Älterwerden nicht nur schöne Seiten hat, wird einem beim Abschied vom Berufsleben schmerzlich vor Augen geführt. Zählte man bis dahin zum aktiven Teil der Bevölkerung, der einen wesentlichen Beitrag zum Bruttosozialprodukt unserer Gesellschaft leistet, fühlt man sich von einem Tag auf den anderen nutzlos und wird scheinbar nicht mehr gebraucht. Die Pensionierungsgrenze wird administrativ festgelegt und steht in keinem Zusammenhang mit der körperlichen und geistigen Leistungsfähigkeit. In einer von der Jugend geprägten Gesellschaft mit ihrer Ausrichtung auf Dynamik, Flexibilität und jugendliche Attraktivität scheint für den älteren Menschen kein Platz mehr zu sein. Die beruflichen Aufgaben, die bis dahin einen wesentlichen Teil des Denkens und aktiven Handelns beansprucht haben, fallen plötzlich völlig weg. Man erfährt hautnah, welchen Stellenwert Senioren in unserer Gesellschaft haben. Um mit diesem »Pensionierungsschock« fertigzuwerden, ist es hilfreich, bereits während des Berufslebens eine Reihe außerberuflicher Interessen und Aktivitäten zu entwickeln, die man dann nach der Pensionierung verstärken kann. Es fällt leichter, bereits vorhandenen Hobbies und Interessen nachzugehen, als sie sich erst im Ruhestand zu suchen. Häufig schlafen nach dem Ausscheiden aus dem Beruf auch die Kontakte zu den früheren Arbeitskollegen ein. Die gemeinsamen Gesprächsthemen über das berufliche Umfeld fallen weg, die Interessen entwickeln sich oft auseinander. Es ist daher wichtig, rechtzeitig seinen Freundeskreis über die Kollegen hinaus zu erweitern und ihn zu pflegen.

Die Pensionierung kann neue Rollenprobleme der Ehepartner hervorrufen. Die ständige Anwesenheit des bisher berufstätigen Ehemanns ist eine einschneidende Veränderung im Zusammenleben: Die Frau war es bisher gewohnt, sich den Tagesablauf mit der Hausarbeit, Kochen, Einkaufen, Freizeit etc. frei einzuteilen, ohne auf jemanden Rücksicht nehmen zu müssen. Sie mußte in der Regel aber auch die gesamte Last des Haushalts tragen. Die Pensionierung bietet die Chance, eine neue Verteilung der Hausarbeit vorzunehmen. Der Ehemann kann einige fest umrissene Aufgaben übernehmen, für die er sich dann auch verantwortlich fühlt. Bei gerechter Aufteilung der Hausarbeit verbleibt für beide Partner mehr Zeit für gemeinsame oder auch getrennte Unternehmungen. Die neuen Rollen im Zusammenleben müssen allmählich gefunden werden, gerade in der Anfangsphase ist viel gegenseitige Toleranz und Verständnis notwendig.

Zu den positiven Aspekten des Ruhestands gehört der Wegfall fester Arbeitszeiten und bestimmter Pflichten. Berufsstreß und Leistungsdruck hören auf, anfallende Aufgaben können mit mehr Muße bearbeitet, Probleme gelassener angegangen werden. Man hat endlich genug Zeit für Tätigkeiten, die einem Spaß machen und die man vielleicht sein ganzes Leben lang schon ausüben wollte.

Um geistig und körperlich nicht zu verkümmern und um mit der neuen Freiheit sinnvoll umzugehen, ist es notwendig, sich neuen Aufgaben zu widmen. Auch hier gilt der Satz von Paracelsus, daß die Menge darüber entscheidet, ob ein Ding Medizin oder Gift ist: Es gibt Rentner, die auch nach ihrer Pensionierung mit einem vollen Terminkalender herumlaufen und vielleicht auch noch stolz darauf sind. Dieser Un-Ruhestand mit einem Zuviel an Tätigkeiten wird den Anforderungen und Bedürfnissen eines älteren Menschen nicht gerecht. Überforderung wirkt sich ebenso nachteilig aus wie Unterforderung. Deshalb ist auf eine wohldurchdachte Dosierung der Aktivitäten zu achten.

Ein ganz wichtiger Punkt dabei ist die Gestaltung des Alltags. Bestimmte Fixpunkte im Tagesablauf (z.B. Essenszeit) erleichtern dessen Planung. Ein regelmäßiger Rhythmus des Alltagslebens mit festen Zeiten von Aktivität und Ruhe ist für den alternden Körper wichtig.

Die Gestaltungsmöglichkeiten des Lebens nach der Pensionierung sind vielfältig. Da die »Lobby« der älteren Generation in unserer Gesellschaft sehr schwach ist, kann man erwägen, ob man sich nicht politisch engagieren will, ob in Parteien oder anderen politischen Organisationen. Die ältere Bevölkerung ist ein wesentliches Wählerpotential. Ein höherer Organisationsgrad der Senioren könnte ihren berechtigten Forderungen sicher mehr Gehör verschaffen als bisher. Wer sich aufgrund persönlicher Erfahrungen nicht politisch betätigen möchte, kann sinnvolle Aufgaben in sozialen und kirchlichen Organisationen finden (z.B. in der Nachbarschaftshilfe, bei der Betreuung gebrechlicher Menschen oder als Besuchsdienst in Krankenhäusern).

Vereine bieten eine Vielzahl von sportlichen Aktivitäten an. In nahezu jeder Gemeinde gibt es einen Gesangsverein. Alle Vereine sind auf ehrenamtliche Mitarbeiter angewiesen und freuen sich über entsprechendes Interesse.

Das Programm der Volkshochschulen ist auch für Ältere sehr attraktiv, sie bieten z.B. Gesprächskreise und Diskussionsrunden an. Es ist nie zu spät, z.B eine neue Sprache zu lernen. Im Zeitalter der Hochtechnologie kann man sich Grundwissen über Computer aneignen, handwerkliche oder künstlerische Kurse belegen.

Wer selbst ein Handwerk ausgeübt hat, kann z.B. als Berater bei der Arbeitslosenhilfe tätig werden. Es gibt die Möglichkeit, sich in einem sog. Großmutterdienst zu engagieren und für einige Stunden pro Woche auf Kinder aufzupassen (Abb. 3).

Außerordentlich befriedigend und auch körperlich fordernd ist Gartenarbeit. Man kann jedoch auch andere Hobbys pflegen. Es gibt eine Unzahl

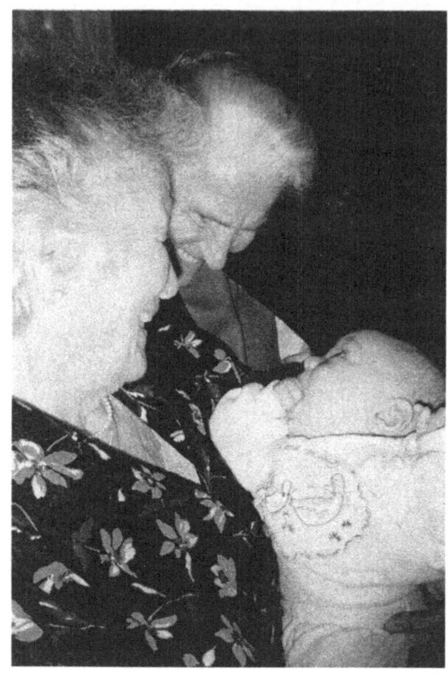

Abb. 3. Omas und Opas werden immer gebraucht.

von Möglichkeiten des Sammelns – Briefmarken sind nur ein Beispiel. Dem Motto »Schreib mal wieder« sollte mehr Gewicht beigemessen werden. Die bestehenden sozialen Kontakte zu erhalten und zu pflegen, ist wichtig, auch wenn man die Betreffenden aufgrund räumlicher Entfernung nicht so häufig sehen kann. Schreiben hält geistig fit. Warum nicht die eigenen Erinnerungen aufschreiben? Als Augenzeuge geschichtlicher Ereignisse unseres Jahrhunderts hat man auch jüngeren Menschen etwas zu sagen. Aber auch für sich selbst ist es wertvoll, diese Erinnerungen aufzuarbeiten.

Ins Theater zu gehen, Konzerte zu besuchen oder einfach zuhause Musik zu hören und mit Muße ein gutes Buch zu lesen, sind weitere Möglichkeiten der Freizeitgestaltung, die während des Berufslebens oft aus Zeitmangel vernachlässigt wurden.

Reisen eröffnet neue Horizonte. Man kann sich bereits vor Reiseantritt gezielt über Land und Leute informieren. Dies weckt die Vorfreude und fördert das Verständnis über das bereiste Land. Eventuell kann man seine Planung sogar durch einen Sprachkurs ergänzen. Als Rentner hat man den unschätzbaren Vorteil, nicht in der Hauptsaison reisen zu müssen.

Es gibt also eine Fülle von Möglichkeiten, seinen Alltag auch nach der Pensionierung sinnvoll zu gestalten – man muß nur aktiv die entsprechenden Schritte tun, denn: Von nichts kommt nichts!

Anregungen zur Gestaltung des Tagesablaufs

1. Führen Sie eine Bestandsaufnahme Ihres bisherigen Tagesablaufs durch und analysieren Sie ihn kritisch!
2. Entwerfen Sie für jeden Tag einen Plan, was Sie unternehmen wollen! Nichts ist auf Dauer eintöniger, als ohne Ziel in den Tag hineinzuleben.
3. Die Essenszeiten sollten festgelegt werden und können den Rahmen für die anderen Tätigkeiten bilden.
4. Achten Sie auf einen Wechsel zwischen körperlichen und geistigen Aktivitäten! Halten Sie ausreichend Ruhepausen ein!

5. Notieren Sie besondere Ereignisse (z.B. Feste, Geburtstage, Einladungen) oder Aktivitäten, die nicht täglich stattfinden (Wanderungen, Ausflüge, Theater- oder Museumsbesuche) oder mehr als einen Tag in Anspruch nehmen (z.B. Hausputz, Pflanzzeit im Garten) unter einer speziellen Rubrik! So werden sie nicht vergessen und können berücksichtigt werden, wenn sie in die Tagesplanung passen.
6. Stecken Sie sich nicht zu ehrgeizige Ziele und nehmen sich nicht zu viel vor! Halten Sie sich auch nicht sklavisch an Ihre Planung: Sie soll nicht zum Zwang ausarten, sondern vielmehr als Anregung zur Gestaltung des Tagesablaufs dienen.
7. Freuen Sie sich über das, was Sie alles gemacht haben, aber ärgern Sie sich nicht über das, was Sie noch alles hätten tun sollen oder wollen!

Wenn man Hilfe braucht

Solange man sich noch rüstig fühlt und seinen eigenen Haushalt versorgen kann, ergeben sich in der Regel wenig Probleme mit den Kindern und deren Ehepartnern. In dem Maße jedoch, in dem bei der Verrichtung des alltäglichen Lebens Unterstützung notwendig wird, können gehäuft Konflikte auftreten. Die meist unausgesprochenen Erwartungen an die Kinder, denen diese vermeintlich nicht nachkommen, führen zu Mißstimmungen bis hin zum beleidigten Rückzug. In solchen Fällen ist es ganz wichtig, sich mit den Kindern an einen Tisch zu setzten und klar und offen über die Zukunft zu sprechen.

In der eigenen Wohnung

Im Idealfall ist es möglich, daß der gebrechlicher werdende alte Mensch seine Wohnung behält und nur einzelne Tätigkeiten im Haushalt von den Kindern übernommen werden, z.B. Einkaufen oder Wäschewaschen. Ist dies aufgrund räumlicher Entfernung nicht möglich, kann man in Zusammenarbeit mit der Sozialstation und dem Hausarzt versuchen, eine Lösung zu finden. In den meisten Gemeinden besteht die Möglichkeit der stundenweisen Betreuung. Vielerorts bieten die karitativen Einrichtungen Einkaufs- und Putzhilfen an (Abb. 4). Wer nicht kochen kann oder will, kann »Essen auf Rädern« beziehen. Diese Hilfsangebote ermöglichen in vielen Fällen auch bei zunehmender Gebrechlichkeit das Weiterleben in der bisherigen, gewohnten Umgebung.

Bauliche Veränderungen zur Anpassung an eine Behinderung können unter bestimmten Voraussetzungen nach dem Bundessozialhilfegesetz (BSHG § 40) gefördert werden. Eine Reihe von Kommunen gewährt auch Beihilfen zum behindertengerechten Umbau der Wohnung. Näheres ist bei den zuständigen Sozialämtern oder den Seniorenberatungsstellen der Städte und Gemeinden zu erfragen.

Arbeiterwohlfahrt

Deutscher Caritasverband

Deutscher Paritätischer Wohlfahrtsverband

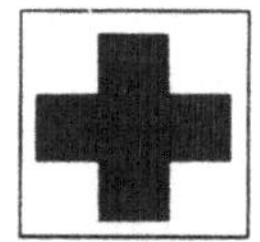
Deutsches Rotes Kreuz

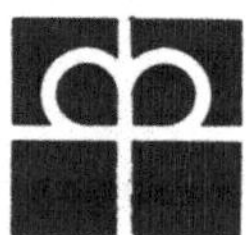
Diakonisches Werk

Abb. 4. Die Wohlfahrtsverbände unterhalten Sozialstationen, mobile Hilfsdienste und Altenheime.

Bei den Kindern

Das Aufnehmen eines Eltern- bzw. Schwiegerelternteils in die Wohnung der Kinder setzt ein gewisses Maß an Toleranz und gegenseitigem Respekt voraus. Der alte Mensch sollte sich nicht als Eindringling fühlen, jedoch die Privatsphäre der Jungen achten und sich falls nötig auch zurückziehen. Wichtig ist das offene Ansprechen von Erwartungen und Wünschen an das Zusammenleben. Insbesondere die Kinder müssen lernen, ihre eigenen Ansprüche zu formulieren und auch entsprechend durchzusetzen (z.B. Urlaub, der nur möglich ist, wenn der betreute Mensch bereit ist, in dieser Zeit zur Kurzzeitpflege in ein Altenheim zu gehen). Nur so ist ein möglichst konfliktfreies Miteinander zu gewährleisten.

Im Altenheim

In diesem Zusammenhang ist es auch notwendig, auf die Frage nach einer dauernden Altenheimunterbringung einzugehen. Die Übersiedlung in ein Altenheim wird von vielen älteren Menschen strikt abgelehnt, da dies als Einbahnstraße angesehen wird, als letzte Station vor dem Tod, als Ende des Lebensweges. Hinzu kommt der durch die angespannte Pflegesituation hervorgerufene schlechte Ruf einzelner Altenheime. Gegenwärtig sind etwa 5% aller Senioren über 75 Jahre in einem Altenheim untergebracht, 80% versorgen sich selbständig im eigenen Haushalt, und 15% werden von den Angehörigen betreut (Abb. 5). Diese Zahlen werden sich jedoch angesichts der Bevölkerungsentwicklung (wachsender Anteil der älteren Bevölkerung, sinkende Zahl der Kinder, die für die Versorgung in Frage kommen) ändern. Modern konzipierte Altenheime haben viele Erkenntnisse der Altersforschung in die Tat umgesetzt und daher ihren Schrecken als »Verwahranstalten« verloren.

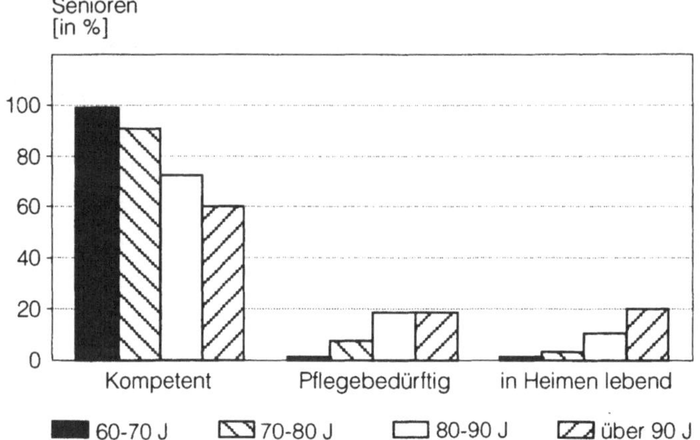

Abb. 5. Selbständigkeit, Hilfs- und Pflegebedürftigkeit der über 60jährigen in Deutschland.

Gerade für den gebrechlichen Menschen bedeutet die Abnahme gewisser Pflichten, wie Einkauf, Kochen oder Putzen, eine Erleichterung. Gleichzeitig werden in solchen Heimen auch kulturelle Veranstaltungen angeboten und Feste veranstaltet, die Geselligkeit und soziale Kontakte fördern. Das Wohnen in einem Altenheim ist nicht gleichbedeutend mit dem Aufgeben aller sonstigen Interessen.

Um die Kontakte zu den bisherigen Freunden und Bekannten pflegen zu können, sollte der Betroffene darauf achten, daß das Altenheim möglichst in Wohnortnähe liegt. Dies hat auch den Vorteil, daß der Hausarzt nicht gewechselt werden muß. In der Regel besteht in den Altenheimen die Möglichkeit, eigene Möbel mitzubringen und so das Zimmer nach den eigenen Vorstellungen einzurichten. Bei der Auswahl des Heims ist darauf zu achten, ob im Bedarfsfall die Möglichkeit besteht, eine weitere Versorgung auch bei intensiverer Pflege zu gewährleisten. Es leuchtet ein, daß gerade solche gut ausgestatteten Heime lange Anmeldelisten haben.

Sich Gedanken über seine Versorgung zu machen, falls körperliche oder geistige Gebrechen auftreten und die Hausarbeit zur Last wird, hat nichts mit Ängstlichkeit, sondern mit Weitsicht zu tun. Es ist besser, sich rechtzeitig in verschiedenen Altenheimen umzuschauen, sich im Heim seiner Wahl anzumelden und diesen Platz evtl. nicht wahrzunehmen, als bei plötzlicher Pflegebedürftigkeit mit dem nächstbesten Alten- bzw. Pflegeheimplatz vorlieb nehmen zu müssen. Welche Punkte bei der Auswahl des Heimes berücksichtigt werden sollen, zeigt die folgende Checkliste.

Checkliste vor der Anmeldung im Altenheim

- Liegt das Heim am bisherigen Wohnort (wichtig zur Erhaltung der bisherigen sozialen Kontakte und zur Beibehaltung des Hausarztes) oder in der Nähe von Verwandten?
- Verkehrsanbindung: Bus- oder Straßenbahnhaltestellen in der Nähe? Bäcker, Metzger, Lebensmittelgeschäfte? Café?
- Zimmerausstattung und -größe? Dürfen eigene Möbel mitgebracht werden? Badausstattung? Ist das Heim behinderten- und

rollstuhlgeeignet? Gibt es einen Hausnotruf? Ist Tierhaltung erlaubt?

- Wie sehen die Aufenthaltsräume aus? Sind die Flure hell? Gibt es beidseitige Handläufe? Fahrstuhl?
- Essen: Auswahlmöglichkeit? Bestimmte Diäten?
- Sonstige Angebote: Dia- und Musikabende, Vorträge, Ausflüge, Tanz, Gruppengymnastik, Basteln?
- Ist bei Eintritt von Pflegebedürftigkeit die weitere Versorgung gewährleistet (Pflegeabteilung)?
- Wie ist der Personalschlüssel? Und wie die Atmosphäre?
- Ist das Preis-Leistungs-Verhältnis günstig? Was ist im Preis alles enthalten, für welche Leistungen muß zusätzlich bezahlt werden?
- Heimvertrag und -ordnung mitnehmen und zu Hause in Ruhe durchlesen!

Wohn- und Hausgemeinschaften

Andere Wohnmodelle, wie Altenwohngemeinschaften, oder Wohngemeinschaften von alten und jungen Menschen, befinden sich noch im Erprobungsstadium. Die Mehrzahl der älteren Menschen lehnt gegenwärtig jedoch diese Form des Zusammenwohnens ab. Erfolgversprechender scheint dagegen die Hausgemeinschaft zu sein. Hier leben die älteren Bewohner in altengerechten, aber selbständigen Wohneinheiten mit dem Angebot gemeinsamer Einrichtungen und Kommunikationsmöglichkeiten. Auch dieses Modell befindet sich noch in Erprobung.

Die Grenzen akzeptieren

Trotz gesunder Lebensführung und der Fortschritte der modernen Medizin sind wir natürlich nicht gegen alle Krankheiten und chronische Leiden gefeit. Körperliche Beschwerden treten im Alter häufiger auf. Es kommt zu chronischen Erkrankungen, die teilweise hartnäckige Schmerzen verursachen und die körperliche Leistungsfähigkeit erheblich einschränken können, etwa Rheuma oder Herzerkrankungen.

Das erste Bemerken einer gewissen Vergeßlichkeit kann verunsichern. Man meidet dann unvorhergesehene Situationen und schränkt seinen Lebenskreis auf Bekanntes ein. Das Zutrauen in das eigene Leistungsvermögen erleidet einen Knacks. Die häusliche Umgebung wird immer wichtiger, ebenso der Kontakt zu nahen Verwandten, insbesondere den Kindern.

Gerade das Auftreten chronischer Leiden, die keine baldige Heilung erwarten lassen, die akute Verschlimmerung einer lange bestehenden Krankheit oder eine Neuerkrankung, die zu einer erheblichen Lebenseinschränkung führt (z.B. ein Schlaganfall) bewirkt oft eine Auseinandersetzung mit der Endlichkeit unserer Existenz und der Frage nach dem Sinn des Lebens. Die Reaktion ist häufig zuerst Verzweiflung, Nicht-Wahrhabenwollen und Zorn: »Warum muß gerade ich diese Erkrankung bekommen?«

In solchen Situationen wenden sich viele Menschen wieder ihrem Glauben zu. Die neu entdeckte und tief empfundene Religiosität gibt ihnen Kraft, ihre Schicksalsschläge zu meistern, Krankheiten anzunehmen und zuversichtlich in die Zukunft zu blicken. Auch denen, die nicht zur Religiosität finden, kann die Frage nach dem Warum Trost spenden. Die Überlegung sollte dahin gehen, welche Konsequenzen sinnvollerweise aus den eingetretenen Ereignissen für Gegenwart und Zukunft zu ziehen sind. (»Wer weiß, wofür es gut ist«). Oft hilft auch schon ein Gespräch mit Freunden, dem Hausarzt oder dem Seelsorger, um über die erste tiefe Niedergeschlagenheit hinwegzukommen.

Körperliche und geistige Einbußen hinzunehmen, Verluste erleiden zu können, unabänderliche Erkrankungen annehmen zu lernen und dadurch Verzicht leisten zu müssen, sind wesentliche und zugleich schwere Herausforderungen des Alterns. Im Ringen um den Sinn kann der Betreffende sich aber auch weiter entwickeln, weiter wachsen und reifen. Die Auseinandersetzung mit Krankheit, Sterben und Tod und das Umsetzen daraus gewonnener Erkenntnisse bedeutet weiterhin aktive Gestaltung des eigenen Lebens trotz möglicher schwerer Einschränkungen. Die Verarbeitung von Verlusten führt dazu, loslassen zu lernen: loslassen, um andere Dinge anfassen zu können. Licht auch an dunklen Tagen zu entdecken, ist eine Kunst, die lernbar ist. Je früher man damit beginnt, um so besser.

Wenn der Tod näher kommt

Auseinandersetzung mit dem Sterben

Daß der Tod am Ende des Lebens steht und genauso zum Leben gehört wie die Nacht zum Tag, ist für viele eine schmerzliche Erkenntnis, die gerne verdrängt wird. Viele Menschen haben bis ins mittlere Erwachsenenalter noch keinen Toten gesehen. Die Verdrängung von Krankheit, Leid und Sterben geht sogar so weit, daß viele es ablehnen, einen Besuch im Krankenhaus zu machen, weil man dort mit diesen Problemen konfrontiert wird. Aus eigener Erfahrung weiß ich jedoch, wie wichtig es ist, daß sich der Mensch bereits in jüngeren Jahren mit den verschiedenen Lebensabschnitten auseinandersetzt und mit seiner eigenen Endlichkeit beschäftigt. Eine Enttabuisierung dieses Themas könnte uns allen den Umgang mit Sterbenden erleichtern, sind wir doch deshalb so befangen bei todkranken Menschen, weil wir uns mit unserem eigenen Tod konfrontiert sehen und damit nicht umgehen können.

Allgemeingültiges über Sterben und Tod zu sagen, ist sehr schwierig, da das Sterben sehr facettenreich ist – so facettenreich wie die Menschen selbst. Während meiner ärztlichen Tätigkeit habe ich viele Menschen sterben sehen, aber jeder Tod hatte etwas Einmaliges. Der Tod, als umfassende Ordnung verstanden, begleitet unser gesamtes Leben. Stirbt ein von uns geliebter und geachteter Mensch, hinterläßt dies eine große Lücke in unserem Leben. Der bleibende Verlust dieses Menschen erfüllt uns mit Leid und erinnert uns gleichzeitig an unsere eigene Sterblichkeit. In die aufrichtige Trauer beim Tod eines uns nahestehenden Altersgenossen (z.B. eines Schulfreundes) mischen sich immer auch Betroffenheit und die Furcht, selbst bald das gleiche Schicksal zu erleiden.

Abschied nehmen

In unserem Leben müssen wir ungezählte Male Abschied nehmen, Verluste erleiden. Jedesmal, wenn ein neuer Lebensabschnitt beginnt (z.B. Einschulung, Eintritt in das Berufsleben, Wohnortwechsel, Pensionierung usw.), müssen wir einen anderen Lebensabschnitt hinter uns lassen, der bestimmte Gewohnheiten und Lebensformen mit sich brachte, und uns auf eine neue Aufgabe einlassen. Dieses Abschiednehmen und Zuwenden zu neuen Lebensstufen (wie Herrmann Hesse es nennt) ist im Entwicklungs- und Reifungsprozeß des menschlichen Lebens begründet. Eine solche schmerzliche Erfahrung ist z.B. das »Loslassen« der Kinder, wenn diese erwachsen und unabhängig werden und dem Elternhaus den Rücken kehren.

Die Fähigkeit, loslassen zu können, erleichtert den Schmerz und die Trauer beim Tod eines geliebten Partners. Wer in seinem Leben lernt, von Vergangenem Abschied zu nehmen und sich neuen Aufgaben zu stellen, wird mit der letzten Aufgabe des Lebens, dem Loslassen vom irdischen Leben, besser zurechtkommen.

Fähigkeit zum Leiden

Wenn wir oder von uns geliebte Mitmenschen ein großes Leid erfahren, wenn wir trauern und uns ängstigen, erleben wir ebenfalls unmittelbar, daß das Leben nicht nur schöne Seiten hat und mit Wachstum und Gedeihen verbunden ist, sondern eben auch mit Vergänglichkeit. Die Leidensfähigkeit des Menschen ist eine Eigenschaft, die häufig verkümmert und meist der Verdrängung Platz machen muß. Aber gerade das Ertragen von Leiden kann neue Kräfte freisetzen und eine intensive Beziehung zu anderen mitleidenden Menschen bewirken (»Geteiltes Leid ist halbes Leid«). Die Entwicklungs- und Reifungsprozesse während des Lebens ermöglichen eine konstruktive Auseinandersetzung mit Sterben und Tod. Es liegt auf der Hand, daß Menschen, die anstelle einer bewußten Auseinandersetzung mit Abschiednehmen, Leid und Trauer nur Verdrängungsprozesse in Gang setzen, später auch große Probleme mit dem Sterben haben. Viele dieser Menschen weigern sich bis zu ihrem Lebensende, sich mit Sterben und Tod zu konfrontieren. Sie fragen auch angesichts schwerer Erkrankungen nicht nach der Zukunft und danach, wie es weitergehen soll, sondern klammern sich an diffuse Hoffnungsschimmer und äußern noch Stunden vor ihrem Tod die Überzeugung, bald wieder gesund zu sein. Durch das unbewußte oder bewußte Verdrängen bringt sich der Patient um die Möglichkeit, durch die Auseinandersetzung mit dem Sterben auch positive Kräfte freizumachen.

Weiterentwicklung im Sterben

Auch im Sterben kann sich der Mensch weiterentwickeln, weiter wachsen und reifen. Es gibt Personen, die in der Lage sind, den herannahenden Tod anzunehmen und die verbleibenden Lebenstage sinnvoll und intensiv zu gestalten. Ich habe erlebt, daß mir Angehörige von verstorbenen Patienten berichten, sie hätten während des Lebens niemals eine solche intensive Gefühlsbeziehung zu ihrem geliebten Partner gehabt wie angesichts des nahenden Todes. Andere Menschen sehen im Sterben eine neue Aufgabe, nämlich als Vorbild für ihre Angehörigen zu wirken. Manche Patienten, die vorher nicht gläubig waren, erfahren plötzlich eine tiefe Religiosität.

Um Sterben nicht als etwas Sinnloses und Zerstörerisches anzusehen, sondern auch als eine Aufgabe zu begreifen, muß man sich im Laufe seines Lebens wiederholt und bewußt eben mit Abschiednehmen, Trauer und Tod auseinandergesetzt haben. Rilke formuliert es so:

»Ich lebe mein Leben in wachsenden Ringen,
die sich über die Erde ziehen.
Ich weiß nicht, ob ich den letzten werde
vollbringen,
aber versuchen will ich ihn.«

Das Haus bestellen

Manche Sterbenden nutzen die letzte Lebensphase, um Rückschau zu halten, einzelne Stationen des Lebens noch einmal an sich vorbeiziehen zu lassen, bestimmte Dinge, z.B. finanzieller Art, zu regeln, das Testament zu machen und alte, vielleicht jahrelang bestehende familiäre Zwistigkeiten auszuräumen.

Abfassung eines Testaments

Ein Testament ist die schriftliche Darlegung des »letzten Willens«. Es bietet die Möglichkeit zu regeln, was nach dem Ableben mit dem Vermögen passieren soll.
Ein Testament muß vom Erblasser *handschriftlich* verfaßt und mit Vor- und Zunamen unterschrieben sein, sonst ist es ungültig. Daneben soll es Angaben darüber enthalten, wann und wo es erstellt wurde (Datum und Ort), und als »Testament« oder »letzter Wille« kenntlich sein.
Wer ganz sicher gehen will oder nicht in der Lage ist, selbst handschriftlich ein Testament zu verfassen (nach einem Schlaganfall, bei starker Sehbehinderung etc.) kann ein öffentliches oder notarielles Testament errichten. Auch bei einem größerem Vermögen oder komplizierten Familienverhältnissen ist ein notarielles Testament ratsam. Dieser »letzte

Wille« wird immer in amtliche Verwahrung genommen.
Grundsätzlich kann in einem Testament frei bestimmt werden, wer was und unter welchen Umständen aus dem Vermögen bekommen oder wer enterbt werden soll (das gesetzliche Pflichtteil ausgenommen). Ist kein Testament vorhanden, tritt die gesetzliche Erbfolge in Kraft.

Unterstützung für den Sterbenden

Die Art und Weise, wie ein Mensch stirbt, hat in vielerlei Hinsicht Beziehung zu der Art, wie er gelebt hat. Leben und Tod können nicht voneinander getrennt werden. Die Auseinandersetzung mit Sterben und Tod ruft in jedem zuerst unbestimmbare Ängste hervor, da wir nicht sicher wissen, was nach dem Tod kommt.

Das Sterben an sich wird häufig mit Schmerzen und Qualen assoziiert. Diese Angst ist meist unbegründet: Die moderne Medizin ist in der Lage, bei vielen Krankheiten ein schmerzfreies Sterben ohne Beeinträchtigung des Bewußtseins zu ermöglichen. In den übrigen Fällen lassen sich durch kombinierte Behandlungsformen (Medikamente, Bestrahlung, operative Durchtrennung von Schmerzbahnen) die Schmerzen soweit mildern, daß sie die Betroffenen nicht behindern.

Eine zweite Furcht, die häufig genannt wird, ist das unmenschliche, isolierte Sterben, fern von den Angehörigen, in Krankenhäusern oder anderen

Institutionen. Hier sind die Angehörigen des sterbenden Menschen gefordert: Die familiäre Gemeinschaft muß den Patienten im Sterben begleiten und sich diesen Prozeß zu einer gemeinsamen Aufgabe machen. Dies kann seelisch und körperlich sehr anstrengend und belastend sein, wenn der Sterbende in seinen letzten Lebenstagen zunehmend pflegebedürftiger wird und der Sterbeprozeß sich quälend lange hinzieht. Es ist jedoch für jeden schwerkranken Menschen ein großer Trost, sich der Unterstützung durch die Familie oder gute Freunde sicher zu sein. Helfende Angehörige oder Freunde müssen im Gespräch für alle Themen offen sein, die der Sterbende anspricht. Er muß die Möglichkeit haben, sich mitzuteilen und seine Nöte und Hoffnungen zu äußern. Häufig kommt es dabei zu einem Gespräch über das Leben des Patienten. Das Bilanzziehen ist oft eine der wichtigsten Hilfen im Sterbeprozeß.

Eine weitere Sorge, die häufig zum Thema Sterben geäußert wird, besteht darin, von einer seelenlosen Apparatemedizin auch dann noch am Leben gehalten zu werden, wenn es längst sinnlos geworden ist. Hier kann eine sog. *Patientenverfügung* Abhilfe schaffen. Ein entsprechendes Dokument sollte handschriftlich verfaßt und mit einer Datumsangabe versehen sein. Aus der Verfügung sollte klar hervorgehen, unter welchen Umständen sie gültig wird (z.B. hoffnungslose Erkrankung; keine Chance, das Bewußtsein wiederzuerlangen), und auflisten, welche Maßnahmen nicht gewünscht werden (z.B. künstliche Beatmung, Intensivmedizin, künstliche Ernährung). Das Patiententestament entbindet den Arzt zwar nicht, lebensrettende Sofortmaßnahmen durchzuführen, ist aber eine wichtige Entscheidungshilfe für weitere Behandlungsmaßnahmen, wenn der Patient nicht mehr in der Lage ist, sich selbst zu äußern.

Sterben und Tod sind als unausweichliche Prozesse eine wichtige Aufgabe im Leben jedes Menschen. Die Auseinandersetzung mit diesem Problem gelingt um so besser, je klarer man sich dieser Aufgabe in seinem Leben gestellt hat. Die Auseinandersetzung mit unserem eigenen Sterben und Tod hilft uns im Verlauf des Lebens, auch mit anderen Konflikten gelassener umzugehen, und ermöglicht uns, offener und unbefangener mit sterbenden Menschen unseres Freundes- oder Familienkreises zu sprechen und ihnen bei ihrem Sterben zu helfen.

Sterbehilfe und Hospizgedanke

Kaum ein Thema wird so kontrovers und emotional diskutiert wie die Sterbehilfe. Die Meinungen reichen je nach Einstellung zu Sinn und Unverletzlichkeit des Lebens von unbedingter Lebenserhaltung bis zum Töten auf Verlangen (Euthanasie).

Bereits 1932 wurde in Großbritannien eine Euthanasiegesellschaft gegründet, die in vielen Ländern Nachahmer fand, so auch in Deutschland. Ziel dieser Gesellschaften ist es, für die Erlaubtheit der Tötung auf Verlangen eine gesetzliche Regelung zu erreichen. Dies ist bisher noch in keinem Land gelungen. Nur in Holland (als einzigem Land) wird die Euthanasiepraxis toleriert. Ist die aktive Sterbehilfe in allen Ländern gesetzlich verboten, so bewegt sich die sog. passive Sterbehilfe in einer juristischen Grauzone. Unter passiver Sterbehilfe versteht man das Unterlassen einer normalerweise medizinisch notwendigen Behandlung oder Hilfeleistung. Beispiel: Die Lungenentzündung eines Patienten wird nicht antibiotisch behandelt, weil er unheilbar an Lungenkrebs erkrankt ist, und diese Erkrankung mit großer Wahrscheinlichkeit zum baldigen Tod führt. Die »sachgerechte« Behandlung der Lungenentzündung würde im besten Fall ein Hinausschieben des Sterbens und damit eine Verlängerung des Leidens bedeuten.

Jeder Mensch hat das Recht zu sterben. Ein Leitmotiv der passiven Sterbehilfe ist es, unheilbar Kranken einen Tod in Würde zu ermöglichen: Die Behandlung ist dann darauf ausgerichtet, Leiden zu lindern und Schmerzen zu nehmen, aber keine unsinnigen lebensverlängernden Maßnahmen zu ergreifen, nur weil sie technisch möglich sind.

Auch die passive Sterbehilfe steht vor einer Vielzahl ethischer, moralischer und medizinischer Probleme. Der Übergang zur aktiven Sterbehilfe ist fließend: Ist die Verweigerung einer Infusionstherapie bei einem bewußtlosen Patient schon aktive Sterbehilfe, da der Patient ja ohne künstliche Flüssigkeitszufuhr »verdurstet«? Wenn der Patient Infusionen erhält, muß er dann nicht auch künstlich ernährt werden? Wo sind die Grenzen zu ziehen? Eine allgemeingültige Antwort auf diese Frage kann es nicht geben.

Weitere Probleme bestehen darin, abzuschätzen, ob eine Krankheit tatsächlich unheilbar ist und wie schnell sie zum Tode führt. Was geschieht, wenn bei einem Patienten nach einem schweren Schlaganfall mit ausgeprägten Lähmungen, Sprachstörungen und kompletter Pflegebedürftigkeit eine Lungenentzündung auftritt? Eine Nichtbehandlung hat den Tod des Patienten zur Folge. Wird die Lungenentzündung dagegen behandelt, überlebt der Kranke mit körperlichen Behinderungen, kann sich sprachlich nicht äußern und ist ständig auf fremde Hilfe angewiesen. Wer will beurteilen, ob ein solches Leben vom Patienten als lebenswert erlebt wird, und daraus therapeutische Konsequenzen ableiten?

Selbst wenn der Patient in gesunden Tagen eine Verfügung getroffen hat, in der er lebensverlängernde Maßnahmen bei unheilbarer Krankheit ablehnt, kann man im eingetretenen Krankheitsfall nicht in jedem Fall davon ausgehen, daß der Patient seine Lage noch genauso einschätzt und das Weiterleben trotz Behinderung nicht doch für lebenswert hält.

Bei einem Teil der schwerkranken Patienten, die den Wunsch auf Gnadentod äußern, ist dies ein Appell an die Umwelt – ein Hilferuf nach besserer Betreuung. Aus dieser Erfahrung entwickelte sich – zuerst in Großbritannien – der Hospizgedanke. Dort wurden sog. Hospize gegründet, die es sich zur Aufgabe gemacht haben, die Betreuung und Versorgung von unheilbar Kranken zu übernehmen. Das therapeutische Team in diesen Einrichtungen besteht aus Ärzten, Krankenschwestern/-

pflegern, Seelsorgern und Laienhelfern. Die Hospizarbeit sieht ihr Ziel darin, die Bedingungen des restlichen Lebens eines Kranken so gut wie möglich zu gestalten. Das Sterben soll weder beschleunigt noch künstlich verlängert werden. Im Vordergrund stehen menschliche Zuwendung und Anteilnahme sowie intensive Pflege. Die Kranken erfahren intensive Unterstützung bei ihrer Auseinandersetzung mit dem Sterben: nicht Sterbehilfe, sondern Sterbebegleitung.

Auf eine sachgerechte und ausreichende Schmerzbehandlung wird bei der Hospizarbeit großen Wert gelegt. Die Patienten sollen ihre letzten Tage oder Wochen schmerzfrei, aber ohne Eintrübung des Bewußtseins verleben können. Durch die Auswahl geeigneter Schmerzmittel läßt sich in über 90% aller Fälle völlige Schmerzfreiheit erzielen, in den übrigen Fällen können die Schmerzen erträglich gehalten werden.

Da es der Wunsch der meisten Menschen ist, sofern sie nicht ganz alleine leben, zu Hause zu sterben, haben viele Hospizgemeinschaften einen ambulanten Betreuungsdienst eingerichtet, der eng mit den Sozialstationen und Hausärzten zusammenarbeitet. Der Dienst übernimmt die Pflege und Betreuung von Patienten, die alleine leben, oder er löst Familienmitglieder ab. Nachtwachen und Hilfe im Haushalt werden übernommen. Sorgen und Nöte werden unter Einbeziehung der Familie besprochen. Die Hospizmitarbeiter leisten sowohl dem Sterbenden als auch der Familie Beistand.

In Deutschland hat sich mittlerweile eine Reihe von Hospizgemeinschaften gebildet. Ein Verzeichnis darüber ist vom Zentralverband erhältlich (Deutsche Hospizhilfe e.V., Anschrift im Anhang).

Was ist bei einem Sterbefall zu tun?

- Ist in der Familie ein Sterbefall eingetreten, muß zunächst der Hausarzt benachrichtigt werden, damit er den Tod feststellen und den Totenschein ausstellen kann. Ist der Hausarzt nicht erreichbar (Urlaub, Wochenende), muß man sich an seinen Vertreter oder an die örtliche ärztliche Notdienstzentrale (Adressen im Telefonbuch oder in der Tageszeitung) wenden. Gegebenenfalls nimmt das Gesundheitsamt die Leichenschau vor. Bestehen beim Arzt Zweifel am natürlichen Tod, erfolgt zwangsweise eine gerichtsmedizinische Obduktion.
- Benachrichtigung des Standesamtes spätestens am darauffolgenden Werktag. Das Standesamt stellt die für Versicherungen, Versorgungsleistungen usw. wichtigen Sterbeurkunden aus.
- Benachrichtigung eines Bestattungsunternehmens und Klärung der Bestattungsart (Feuer- oder Erdbestattung).
- Benachrichtigung des zuständigen Friedhofamtes und des Pfarrers, der die Bestattung vornehmen soll.
- Sind ein oder mehrere Testamente vorhanden, müssen diese an das Nachlaßgericht

(in Baden-Württemberg: Notariat) abgeliefert werden. Das Nachlaßgericht entscheidet darüber, welches Testament gültig ist, stellt den Erbschein aus und benachrichtigt die Erben.

Eine einfachere, aber auch deutlich kostspieligere Möglichkeit besteht darin, die gesamten Formalitäten im Sterbefall vom Bestattungsunternehmer regeln zu lassen (Standesamt, Friedhof, Anträge auf Versorgungsleistungen etc.). Dieser Service wird von den meisten Beerdigungsinstituten angeboten.

Was tun bei Krankheit?

Krankheitsvorsorge und Alternsprophylaxe

Daß das Alter in der Jugend beginnt, ist zwar eine alte Weisheit, sie hat deshalb aber nichts an Richtigkeit eingebüßt. Viele chronische Krankheiten und Gebrechen haben ihren Ursprung z.T. in falscher Lebens- und Ernährungsweise. Es ist jedoch falsch zu glauben, daß es für Vorbeugemaßnahmen zu spät wäre, wenn diese chronischen Leiden bereits aufgetreten sind. Natürlich lassen sich auch nach Umstellung der Lebensführung nicht alle Schäden in einigen Monaten wieder beheben, die sich in Jahrzehnten entwickelt haben. Aber es ist schon ein Erfolg, das Voranschreiten dieser Krankheiten zu stoppen. Am besten ist es natürlich, mit der sog. Alternsprophylaxe schon zu beginnen, wenn überhaupt noch keine Schädigungen vorhanden sind.

Zur Verhütung von bestimmten, meist bösartigen Erkrankungen können vom Hausarzt Vorsorgeuntersuchungen durchgeführt werden. Sie sollen diese Erkrankungen in einem Frühstadium, in dem man sie noch mit großer Aussicht auf Erfolg behandeln kann, erkennen. Die Argumentation »mir fehlt ja nichts, was soll ich denn beim Arzt« ist deshalb völlig fehl am Platze. Man gibt ein Auto ja auch in regelmäßigen Abständen zur Inspektion, auch wenn es noch gut fährt. Es ist ein Irrglaube anzunehmen, der Hausarzt sollte nur bei Erkrankungen aufgesucht werden. Ganz im Gegenteil: die wichtigste ärztliche Tätigkeit ist das Verhindern von Erkrankungen. Dies ist jedoch nur durch Vorsorgeuntersuchungen möglich (Abb. 6).

Mit zunehmendem Alter ist es deshalb ratsam, sich einen Hausarzt seines Vertrauens zu suchen und ihn regelmäßig zu konsultieren. Wichtig ist, daß der Hausarzt sich Zeit nimmt, Probleme geduldig anhört, um dann entsprechende Ratschläge erteilen zu können.

Es ist eine falsche Anspruchshaltung gegenüber dem Arzt, für jedes Problem eine medikamentöse Lösung zu erwarten. Nicht die bequemsten Lösungen sind die besten! Wegen der nachlassenden Leistungsfähigkeit von Leber und Nieren im Alter sind Verordnung und Einnahme von Medikamenten sorgfältig abzuwägen. Auch bei mehreren Leiden bzw. Krankheiten kommt man in der Regel mit drei bis vier verschiedenen Medikamenten aus. Ist aufgrund einer Neuerkrankung die Verordnung eines zusätzlichen Medikamentes erforderlich, muß von Hausarzt und Patient gemeinsam geprüft werden, ob die bisher eingenommenen Medikamente in dieser Form noch weiter genommen werden sollen oder ob nicht das eine oder andere Medikament abgesetzt werden kann.

Geburtsdatum des Mitglieds: ____________

Briefdrucksache

Name, Vorname des Mitglieds

Straße und Hausnummer

Postleitzahl und Wohnort

Ehegatte / Kind – Vorname – Geburtsdatum

Mitgliedsnummer

Berechtigungsschein für eine ärztliche Gesundheitsuntersuchung

M ☐ Mitglied	F ☐ Familienangehöriger des Mitglieds	R ☐ Rentner und deren Familienangehörige	Krankenkassen-Nr. **1560000**
Zutreffendes bitte ankreuzen			

Gültig bis: ____________

Wird hier kein die Gültigkeitsdauer einschränkendes Datum vermerkt, so gilt dieser Schein längstens für ein Jahr vom Tage der Ausstellung an.

Bei Kassenwechsel wird dieser Schein sofort ungültig!

● Bitte beachten Sie die Hinweise auf der Rückseite.

Ausstellungsdatum

Unterschrift des Mitglieds/Angehörigen

Dringend abzuraten ist von der Selbstmedikation. Die frei verkäuflichen Kräftigungs- und Aufbaumittel, Regenerationskuren etc. haben allesamt keinen Einfluß auf den Alternsprozeß oder Krankheitsverlauf. Sie sind meist teuer und helfen nur dem Hersteller.

Sind Medikamente aus ärztlicher Sicht notwendig, ist auf die regelmäßige Medikamenteneinnahme zu achten. Es nützt überhaupt nichts, Medikamente im Nachttisch zu horten und der örtlichen Apotheke Konkurrenz zu machen, denn im Nachttisch wirken die Medikamente nicht. Medikamente, die der Hausarzt nach sorgfältigem Abwägen und Gespräch mit dem Patienten für notwendig hält, sollten regelmäßig und gewissenhaft eingenommen werden. Nur dann können diese Tabletten ihre Wirkung entfalten und den weiteren Krankheitsverlauf günstig beeinflussen. Vielleicht geht es einem ja gut, *weil* man seine Tabletten regelmäßig einnimmt. Ein eigenwilliges Absetzen ohne ärztlichen Rat hätte dann eine Verschlechterung des Zustandes zur Folge.

Um es kurz zu sagen: Man sollte versuchen, mit möglichst wenig Medikamenten auszukommen. Ist bei bestimmten Erkrankungen die Einnahme von Medikamenten notwendig, sollten diese allerdings gewissenhaft und regelmäßig eingenommen werden.

◀ **Abb. 6.** Vorsorgeuntersuchungen werden von den Krankenkassen bezahlt.

Man kann seinem Hausarzt in Hinsicht auf Krankheitsvorsorge bzw. -verhütung durch eine entsprechende Lebensweise viel Arbeit sparen. Dies erfordert jedoch von jedem einzelnen, die eigene Trägheit zu überwinden. Selbstverständlich ist es bequemer bei erhöhtem Blutzucker oder Blutdruck entsprechende Medikamente einzunehmen, als den Nikotinkonsum einzuschränken und insgesamt weniger zu essen. Aber letztere Methode hat den unschätzbaren Vorteil, keine Nebenwirkungen zu haben und auf Dauer zu einer deutlichen Steigerung des körperlichen Wohlbefindens zu führen.

Einige der im folgenden dargestellten Erkrankungen lassen sich häufig durch eine entsprechende Lebensführung verhindern oder, falls sie bereits aufgetreten sind, in ihrer Ausprägung abmildern.

Eine gesunde Lebensführung ist natürlich keine hundertprozentige Garantie dafür, niemals krank zu werden, da wir alle eine »genetische Mitgift« bekommen haben und ein Teil unserer Organanlagen sehr funktionstüchtig und leistungsfähig ist, ein anderer Teil jedoch anfälliger für Schädigungen ist.

Dies ist eine wichtige Erkenntnis. Bei der Diskussion mit Rauchern hört man z.B. oft das Argument: »Wieso soll Rauchen schädlich sein, ich kenne eine Menge Raucher, die bis zum 90. Lebensjahr gelebt haben und sich dabei pudelwohl fühlten.« Dies mag tatsächlich zutreffen. Diese Menschen haben aufgrund ihrer Erbanlage eine sehr widerstandsfähige Lunge und werden mit der Menge an inhalierten Giften bis zum Lebensende fertig. Hat man aber eine anfällige Lunge, mit der man bei gesunder Beanspruchung vielleicht 85 Jahre werden könnte, so verkürzt sich diese Lebenserwartung höchst drastisch um 15–20 Jahre, wenn diese Lunge zusätzlich durch Nikotin geschädigt wird.

Medizin im Alter – Geriatrie

Bei einigen Erkrankungen läßt sich eine stationäre Behandlung nicht vermeiden. Um der Bevölkerungsentwicklung mit der deutlichen Zunahme des Anteils alter Menschen Rechnung zu tragen, wurden in den letzten Jahren in vielen Krankenhäusern spezielle Abteilungen zur Behandlung von Alterskrankheiten eingerichtet (sog. geriatrische Abteilungen). Dieser Trend wird sich in naher Zukunft noch verstärken.

Die Geriatrie bemüht sich um eine besondere Sichtweise der Krankheiten im Alter. Der Begriff Geriatrie kommt aus dem Griechischen (von »geron« der Greis und »iatreia« für Heilung) und wurde in Analogie zur Pädiatrie (Kinderheilkunde) 1909 von dem amerikanischen Wissenschaftler Nasher geprägt.

Die geriatrische Medizin beschäftigt sich in erster Linie mit alten Menschen, die an mehreren Erkrankungen gleichzeitig leiden (multimorbide Patienten). Viele dieser Krankheiten beeinflussen sich gegenseitig und haben neben körperlichen auch seelische und soziale Auswirkungen.

Funktionsverluste (z.B. Beweglichkeit, Geschicklichkeit, Gedächtnis, Kontrolle der Ausscheidung) sind häufig die ersten und manchmal die einzigen Symptome vieler Krankheiten im Alter. Sie bedrohen die Selbständigkeit des Patienten. Ziel der geriatrischen Medizin ist daher nicht nur Heilung akuter Krankheiten, sondern bei chronischen Leiden auch die Erhaltung oder Wiederherstellung der Selbsthilfefähigkeit. Der Patient soll in die Lage versetzt werden, trotz seiner Behinderung ein möglichst eigenständiges Leben zu führen. Um das komplexe Zusammenspiel der verschiedenen Krankheiten besser erfassen und behandeln zu können, bemühen sich in diesen speziellen geriatrischen Fachabteilungen und -kliniken neben Ärzten/-innen auch andere Therapeuten/-innen (Ergotherapeuten/-innen, Krankengymnasten/-innen, Logopäden/-innen) gemeinsam um eine möglichst umfassende Analyse des Krankheitsgeschehens. Auf diesen Ergebnissen bauen die Therapieplanung und -durchführung auf. Die Behandlung der Patienten erfolgt in der Regel durch das gleiche Team. Die Patienten werden erst dann entlassen, wenn eine ambulante Weiterbehandlung gewährleistet ist (z.B. durch eine Sozialstation oder ambulante Krankengymnastik) und nahtlos fortgeführt werden kann. Bei Bedarf kann noch während des stationären Aufenthaltes ein Hausbesuch durchgeführt werden, um an die Wohnung des Patienten angepaßte Hilfsmittel zu verordnen oder bauliche Veränderungen vorzuschlagen. Die intensive Zusammenarbeit zwischen Klinik, Hausärzten und ambulanten Diensten ermöglicht eine bessere Wiedereingliederung der älteren Patienten in den häuslichen Bereich und kann in einigen Fällen eine drohende Heimeinweisung verhindern.

Gefäßverkalkung (Arteriosklerose)

Die durch Gefäßverkalkung verursachten Erkrankungen stehen in der Todesursachenstatistik der westlichen Welt an erster Stelle. Wie kommt es zu Gefäßverkalkungen und was kann man dagegen tun? Bei der Gefäßverkalkung werden durch schädigende Einflüsse, auf die im folgenden noch eingegangen wird, zunächst Fett und später auch kalkhaltige Elemente in die Gefäßwände eingelagert. Dies führt wie bei einem verkalkten Wasserrohr zu einer Minderung des Blutdurchflusses an dieser verengten Stelle. Im Laufe der Zeit kommt es an den einmal geschädigten Stellen zu ständig neuer Ablagerung. Wenn der Blutfluß eine kritische Grenze unterschreitet, d.h. wenn der Blutbedarf höher ist als das Angebot, treten Schmerzen auf. Dies ist natürlich zuerst bei starken körperlichen Belastungen der Fall, mit weiterem Fortschreiten der Erkrankung dann auch bei leichter Belastung und zuletzt in Ruhe. Die Gefäßverkalkung kann so weit zunehmen, bis das Gefäßlumen vollständig verschlossen ist, d.h. die Beschwerden werden langsam immer stärker. Es besteht auch die Möglichkeit, daß sich auf eine solche verkalkte Innenwand des Gefäßes ein Blutgerinnsel aufpropft und dadurch ein akuter Verschluß des Gefäßes auftritt, der dann von plötzlichen heftigen Schmerzen begleitet wird.

Die Arteriosklerose kann prinzipiell an allen Arterien des Körpers auftreten. Ihre Auswirkungen sollen beispielhaft an den am häufigsten betroffenen Organen bzw. Körperregionen Herz (koronare Herzkrankheit, s. S. 46), Gehirn (Schlaganfall,

s. S. 81) und Beinen (arterielle Verschlußkrankheit, s. S. 56) abgehandelt werden.

Koronare Herzkrankheit und Herzinfarkt

Treten Verkalkungen an den Gefäßen auf, die das Herz selbst mit Blut versorgen, den sog. Herzkranzgefäßen (Abb. 7), spricht man von koronarer Herzkrankheit. Die typischen Beschwerden sind Engegefühl in der Brust, Herzstiche und Schmerzen auf der linken Brustseite, die häufig in den gesamten linken Arm ausstrahlen. Diese Beschwerden treten zu Beginn der Erkrankung nur bei starken körperlichen Belastungen auf, bei Fortschreiten auch bei geringer Belastung sowie seelischer Beanspruchung und zuletzt in Ruhe.

Der Verschluß einer Herzkranzarterie führt zu dem gefürchteten Infarkt. Beim Herzinfarkt geht der Teil des Muskelgewebes zugrunde, der normalerweise von der jetzt verschlossenen Arterie mit Blut versorgt würde. Bei großen Gefäßen ist dies naturgemäß ein großes Muskelareal, bei kleinen Gefäßen sind es nur wenige Muskelzellen. Vorbeugung ist möglich: Durch Blutentnahme im Rahmen der Vorsorgeuntersuchung kann man eventuelle Risikofaktoren, wie erhöhte Blutfette oder erhöhten Blutzucker, erfassen und entsprechend behandeln, z.B. durch fett- und/oder kohlenhydratverminderte Ernährung (s. S. 101). Wichtig ist ausreichend körperliche Bewegung (s. S. 116).

Folgende Warnzeichen sollten einen dazu veranlassen, den Hausarzt aufzusuchen:

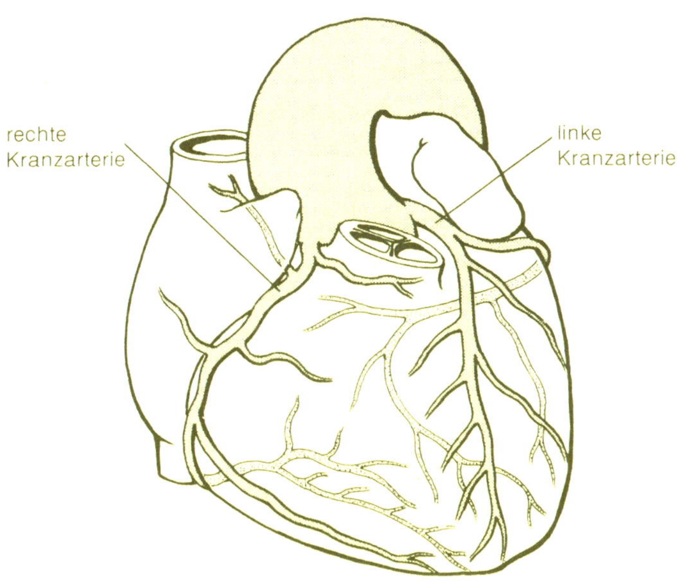

Abb. 7. Die Herzkranzarterien versorgen das Herz mit Blut.

- erstmaliges Auftreten von Engegefühl in der Brust, Herzstichen oder Schmerzen in der linken Brustseite, dem linken Arm oder der Schultergegend,
- Zunahme bekannter und behandelter Beschwerden,
- Neuauftreten oder Stärkerwerden von Beschwerden nach überstandenem Herzinfarkt,
- Pulsunregelmäßigkeiten bei körperlicher Anstrengung,
- Übelkeit und/oder Luftnot bei körperlichen Arbeiten.

Es ist falsch anzunehmen, daß man bei bestehender koronarer Herzkrankheit oder nach einem Infarkt sein Herz schonen sollte, im Gegenteil: Zahlreiche Untersuchungen belegen, daß durch körperliche Aktivität das Fortschreiten der Gefäßverkalkung zum Stillstand gebracht werden kann, oder die Krankheit zumindest langsamer voranschreitet. Die körperliche Belastbarkeit nach einem Infarkt hängt von der zugrundegegangenen Muskelmasse ab und kann 3–4 Wochen nach dem Ereignis durch einen Belastungstest beurteilt werden. Mit den Untersuchungsergebnissen ist es auch möglich, für die empfehlenswerte, sportliche Betätigung zuhause einen optimalen Trainingspuls festzulegen. Dieser hilft dem Patienten, nach erfolgter Rehabilitation seine weiteren sportlichen Aktivitäten zu planen und die Trainingsbelastung zu kontrollieren.

Es ist ratsam, sich einer sog. Koronarsportgruppe anzuschließen, da deren Programm auf die Bedürfnisse von Herzkranken zugeschnitten ist. Kontaktadressen können beim Hausarzt erfragt werden.

Da Nikotin bei der Entstehung der Arteriosklerose ein ganz wesentlicher Faktor ist, muß nach entdeckter koronarer Herzkrankheit auf Zigaretten völlig verzichtet werden. Daneben sollte evtl. vorhandenes Übergewicht reduziert werden. Gewichtsreduktion und vollwertige Ernährung führen meist auch zu einer ausreichenden Senkung eines Bluthochdrucks. Die medikamentöse Behandlung nach durchgemachten Herzinfarkt wird mit sog. Betarezeptorenblockern (Medikamente, die Herzschlag und Blutdruck senken) und Azetylsalizylsäure (z.B.

Aspirin – dient der Blutverdünnung) durchgeführt. Diese Medikamente haben günstige Auswirkungen auf den Krankheitsverlauf und verringern die Sterblichkeit. Bei weiter bestehenden Schmerzen (z.B. in der linken Brustseite) werden zusätzliche Medikamente verordnet, die eine Erweiterung der Herzkranzgefäße bewirken (sog. Nitropräparate und Kalziumantagonisten).

Wie wichtig der rechtzeitige Besuch beim Hausarzt sein kann, zeigt der Fall des 67jährigen Wilhelm B. Herr B. war seit 4 Jahren pensioniert und konnte sich endlich in genügendem Umfang seinem Hobby, der Gartenarbeit, widmen. Bei anstrengenden körperlichen Arbeiten, z.B. beim Rasenmähen, bemerkte er immer wieder ein Ziehen und Stechen in der linken Brust, manchmal mit Ausstrahlung in den linken Arm. Da er früher einen sitzenden Beruf ausgeübt hatte und schwere körperliche Arbeit nicht gewohnt war, führte er die Beschwerden auf Überanstrengung und Muskelkater zurück. Die Schmerzen nahmen jedoch an Intensität und Häufigkeit zu und traten auch schon auf, wenn er nur spazierenging. Legte er eine kurze Pause ein, verschwanden die Herzstiche wieder. Seiner Frau hatte er bisher nichts von den Symptomen erzählt, um sie nicht zu beunruhigen. Diese bemerkte bei einer Wanderung dennoch, daß mit ihrem Mann etwas nicht stimmte, als er blaß und einsilbig neben ihr herlief, weil die Schmerzen einfach nicht nachlassen wollten. Von der besorgten Ehefrau gedrängt, sucht Herr B. endlich seinen Hausarzt auf und schilderte seine Beschwerden. Dieser führte ein Belastungs-EKG durch und äußerte den Verdacht auf eine koronare Herzkrankheit. Die EKG-Veränderungen waren so ausgeprägt, daß zur weiteren Abklärung ein Termin in der Klinik vereinbart wurde. Die dort durchgeführte Röntgendarstellung der Herzkranzgefäße (Koronarangiographie) zeigte die starke Verengung eines wichtigen Gefäßes, was jederzeit zum Infarkt hätte führen können. Es gelang jedoch, die verengte Stelle mittels eines Ballonkatheters aufzudehnen. Herr B. war wieder beschwerdefrei und konnte rasch nach Hause entlassen werden. Seither muß er lediglich jeden Tag eine Tablette zur Blutverdünnung einnehmen. Herr B. folgte außerdem dem Rat seines Hausarztes und schloß sich einer Koronargruppe an. Der Sport mit Gleichgesinnten macht ihm viel Spaß, zumal in der Gruppe noch viele andere Aktivitäten durchgeführt werden (Feste, Wanderausflüge etc.).

Herzmuskelschwäche (Herzinsuffizienz)

Die Herzmuskelschwäche ist eine der häufigsten Erkrankungen im Alter. Streng genommen ist sie keine Erkrankung, sondern ein Symptom, das durch verschiedene Ursachen hervorgerufen werden kann. Die wichtigsten Krankheiten, die zu

Herzmuskelschwäche führen, sind koronare Herzkrankheit, Bluthochdruck und Herzklappenfehler.

Klinisch macht sich die Herzmuskelschwäche durch nachlassende körperliche Leistungsfähigkeit bemerkbar, u.U. aber auch durch Nachlassen geistiger Funktionen. Ein weiteres Frühsymptom ist das Anschwellen der Beine im Verlauf des Tages. Die Schuhe fangen an zu drücken, und wenn man sie auszieht und wieder anziehen will, passen sie nicht mehr. Häufig macht sich eine Herzmuskelschwäche auch durch zunehmende Luftnot unter körperlicher Belastung bemerkbar. Die geschilderten Beschwerden haben ihre Ursache in einer nachlassenden Pumpleistung des Herzens. Vereinfacht ausgedrückt: Blut staut sich in den Gefäßen, und eine Teil dieser Flüssigkeit tritt aus den Adern in das umliegende Gewebe aus (typisch: »Wasser in den Beinen«).

Eine Herzmuskelschwäche läßt sich heute durch die Ultraschalluntersuchung des Herzens leicht und risikofrei diagnostizieren, weitere Hinweise ergibt ein Belastungs-EKG oder das Röntgenbild von Herz und Lunge. Die Behandlung wird in der Regel medikamentös durchgeführt. Dabei ist es ganz besonders wichtig, auf die regelmäßige Einnahme der Tabletten zu achten. Häufig werden die Tabletten »vergessen« weil man sich wieder wohl fühlt. Es wird aber nicht bedacht, daß die Befundbesserung auf die regelmäßige Tabletteneinnahme zurückzuführen ist. Da die Herzmuskelschwäche, wie oben erwähnt, zu Wassereinlagerungen führt, sollte man sein Körpergewicht regelmäßig kontrollieren. Drastische Gewichtszunahmen innerhalb weniger Tage deuten auf Wassereinlagerung hin. In diesem Fall sollte unbedingt der behandelnde Arzt informiert werden. Wichtig ist ferner, auf zusätzliches Salzen der Speisen zu verzichten, da Kochsalz die Eigenschaft hat, Wasser zu binden: Es kommt zu vermehrter Wassereinlagerung im Körper und evtl. zu einer Verschlechterung der Herzmuskelschwäche.

Wie wichtig die regelmäßige Tabletteneinnahme ist, zeigt der Fall der 86jährigen Hermine D. Sie wurde mit starker Luftnot, Herzstichen und Schwindel als Notfall ins Krankenhaus eingeliefert. Die Atemnot hatte in den Wochen davor ständig zugenommen. Selbst kleinste körperliche Anstrengungen ließen sie nach Luft schnappen. Wegen der Atemnot hatte sie kaum noch etwas essen können.
Bei der Röntgenaufnahme von Herz und Lunge zeigte sich, daß eine Wassereinlagerung Ursache der Beschwerden war. Die Patientin wurde daraufhin mit Medikamenten zur Entwässerung und Stärkung des Herzmuskels behandelt. Es zeigt sich eine schnelle Besserung, die Atemnot ging zurück, körperliche Leistungsfähigkeit und Appetit nahmen zu. Die Patientin konnte bald nach Hause entlassen werden. Sie fühlte sich so wohl, wie schon seit langem nicht mehr. Die Umstellung auf den häuslichen Alltag fiel ihr nicht schwer. Allerdings vergaß sie öfter, die neuen Tabletten einzunehmen: Es ging ihr ja gut und – anders als im Krankenhaus – war auch niemand da,

der ihr die Medikamente richtete. Sie konnte wieder so viel essen wie früher, und beim regelmäßigen Gang auf die Waage stellte sie befriedigt eine Zunahme ihres Gewichtes fest. Die gute Verfassung hielt jedoch nicht lange an. Anfangs schleichend, dann schnell, stellte sich die altbekannte Atemnot wieder ein. Wieder wurde es so schlimm, daß Frau D. in die Klinik eingewiesen werden mußte. Die unregelmäßige Tabletteneinnahme hatte erneut zu einer Wassereinlagerung in die Lunge geführt und die Gewichtszunahme war fast ausschließlich auf diese Einlagerung zurückzuführen.

Bluthochdruck

Man spricht von Bluthochdruck, wenn der sog. systolische oder erste gemessene Wert 160 mmHg überschreitet oder der sog. diastolische oder zweite Wert über 90 mmHg liegt (Abb. 8). Die beiden Meßwerte zeigen Druckverhältnisse in den Arterien an, und zwar den höchsten (erster Wert) und den niedrigsten (zweiter Wert) Druck in diesen Gefäßen. Hervorgerufen werden diese Druckschwankungen durch die Pumpaktion des Herzens: Wenn das Herz Blut auswirft, steigt der Druck an (erster Wert); sind die Herzkammern entleert und füllen sich erneut mit Blut (Ansaugphase), sinkt dieser Druck auf den niedrigsten Wert ab (zweiter Wert). Die Ursachen erhöhten Blutdrucks sind häufig vielgestaltig und oft im einzelnen nicht

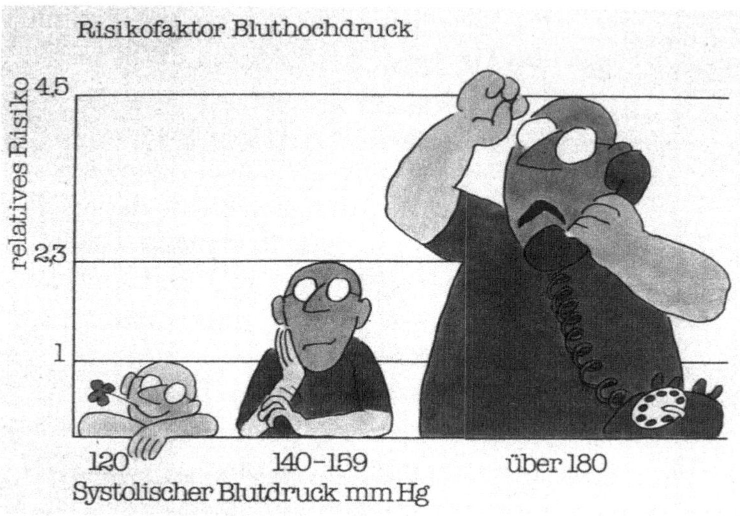

Abb. 8. Bluthochdruck (über 160 mm Hg) fördert Herz-Kreislauf-Erkrankungen.

genau diagnostizierbar. Neben unregelmäßiger Lebensführung spielen beruflicher Streß, falsche Ernährung, Nikotin und Alkohol eine Rolle. Daneben gibt es noch eine Reihe von – allerdings selteneren – körperlichen Ursachen, wie Nierenerkrankungen und Tumoren der Nebenniere. Der Bluthochdruck bleibt häufig unerkannt, da keine Symptome auftreten. Um so wichtiger ist es deshalb, sich beim Arztbesuch im Rahmen der Vorsorge regelmäßig den Blutdruck kontrollieren zu lassen. Die Blutdruckkontrolle erfolgt idealerweise in verschiedenen Körperhaltungen (im Liegen, Sitzen und Stehen), insbesondere dann, wenn bereits eine medikamentöse Bluthochdruckbehandlung begonnen wurde. Manche Medikamente führen zu einer guten Blutdrucksenkung im Sitzen. Diese Senkung kann aber im Stehen so drastisch sein, daß dem Patienten schwarz vor Augen wird. In einem solchen Fall muß die Dosierung des Medikaments verändert werden.

Wenn bei mehreren Kontrollmessungen erhöhte Blutdruckwerte bestehen, wird eine Behandlung eingeleitet, da sonst die Gefäße geschädigt (Arteriosklerose) und verschiedene Organe in Mitleidenschaft gezogen werden (vor allem Herz, Nieren und Augen). Durch extrem hohe Blutdruckspitzen kann es zudem zu Gefäßwandrissen mit Einblutungen in die betroffenen Organe kommen.

Der erste Schritt der Behandlung ist die Diät. Bei Übergewichtigen ist eine Gewichtsreduktion anzustreben. Schon dadurch kommt es häufig zur völligen Normalisierung des Blutdruckes. Auf das Nachsalzen von Speisen sollte verzichtet werden, da bestimmte Menschen auf erhöhten Kochsalzkonsum mit Blutdrucksteigerungen reagieren. Sind Medikamente zur Blutdruckregulierung notwendig, müssen sie regelmäßig eingenommen werden, um ihre günstigen Wirkungen entfalten zu können. In diesen Fällen ist eine regelmäßige Kontrolle beim Hausarzt notwendig.

Schwindel

Schwindel ist ein häufig beklagtes Symptom. Die Ursachen dafür sind vielfältig. Schwindelattakken können durch Störungen des Gleichgewichtorgans im Ohr verursacht werden, z.T. beruhen sie auf Durchblutungsstörungen des Gehirns oder werden durch starken Blutdruckabfall beim Wechsel von liegender in aufrechte Körperposition verursacht. Auch bestimmte Medikamente können Schwindel verursachen, ebenso Herzrhythmusstörungen, Herzmuskelschwäche oder krankhafte Prozesse im Gehirn. Das Auftreten von Schwindelattacken sollte immer Anlaß sein, einen Arzt aufzusuchen, der die Ursachen abklären kann. Trotz umfangreicher Diagnostik gelingt es allerdings nicht immer, den Auslöser für den Schwindel zu finden. Man muß sich dann auf die Behandlung der Symptome beschränken. Es gibt eine Reihe von Medikamenten, durch die sich eine wirksame Dämpfung der Beschwerden erreichen läßt. Ist der Auslöser des Schwindels gefunden, kann eine gezielte Therapie erfolgen (z.B. Behandlung der Rhythmusstörungen oder Herzmuskelschwäche). In vielen Fällen ist damit völlige Beschwerdefreiheit, zumindest jedoch eine deutliche Linderung zu erreichen.

Arterielle Verschlußkrankheit

Treten Gefäßverkalkungen (s. auch S. 45) an den Beinen auf, kommt es beim Laufen zu Schmerzen in den Waden. Auch hier zeigen sich die ersten Symptome bei starker körperlicher Belastung, z.B. beim Bergwandern. Im weiteren Verlauf kommt es beim ebenerdigen Gehen und zuletzt in Ruhe zu Schmerzen. Die Erkrankung wird auch »Schaufensterkrankheit« genannt, weil Patienten beim Gehen schmerzbedingt zu häufigen kleinen Pausen gezwungen werden. Im Endstadium der Erkrankung kann es bei entsprechendem Verschluß zum Absterben des von dem verschlossenen Gefäß versorgten Gebietes kommen. Eine Amputation ist dann oft unumgänglich. Vorbeugung ist möglich: Die prophylaktischen Maßnahmen sind die gleichen, die im Abschnitt über die koronare Herzkrankheit beschrieben wurden.

Bei beginnender Durchblutungseinschränkung ist darauf zu achten, nicht zu eng sitzende Schuhe zu tragen, damit keine schlecht heilenden Druckstellen entstehen. Bei der Fußpflege ist peinlich darauf zu achten, daß die Zehnägel nicht einwachsen und beim Nägelschneiden nicht das umgebende Gewebe verletzt wird.

Im Frühstadium können gerade das regelmäßige Laufen und Beanspruchen der Beine bis zur Schmerzgrenze ein Voranschreiten der Krankheit verhindern und durch Heranbildung neuer Muskelzellen und Gefäße die Beschwerden deutlich lindern. In diesem Zusammenhang sei nochmals auf den unbedingten Nikotinverzicht hingewiesen: Nicht umsonst heißt dieses Leiden auch »Raucherbein«!

Venöse Beinleiden

Die Venen transportieren das Blut gegen die Schwerkraft von der Körperperipherie zum Herzen zurück. Der Transport gegen die Schwerkraft wird durch Klappen unterstützt, die einen Blutfluß zum

Herzen hin ermöglichen, den Rückfluß in die Körperperipherie jedoch verhindern. Unterstützt wird die Wirkung dieser Klappen durch Muskelanspannung, z.B. beim Laufen. Dabei werden die Gefäße zusammengedrückt und das darin befindliche Blut herzwärts transportiert (der Fluß in die andere Richtung wird durch die Klappen verhindert). Sind diese Venenklappen durch eine frühere Entzündung zerstört, besteht eine Bindegewebeschwäche und kommt zusätzlich noch ein überwiegend stehender Beruf dazu, kann sich ein Rückstau des Blutes in den betreffenden Beinen ausbilden. Typischerweise sind die Beine morgens dünn und werden im Verlauf des Tages immer dicker. Häufig macht sich die Rückstauung des Blutes auch durch »Kribbeln« bemerkbar. Durch den schlechten Blutfluß kann leicht eine Entzündung auftreten. Die oberflächlich gelegenen erweiterten Venen, sog. Varizen, sind häufig zudem ein kosmetisches Problem.

Bei bestehendem Übergewicht ist es sowohl zur Prophylaxe als auch zur Therapie ratsam, das Gewicht zu reduzieren. Diese Maßnahme kann durch viel körperliche Bewegung unterstützt werden. Längeres Stehen ist zu vermeiden. Wann immer sich die Möglichkeit bietet, sollten die Beine hochgelagert werden. Die kosmetisch störenden Varizen lassen sich veröden oder können operativ entfernt werden. Sind die Veränderungen an den Venen soweit fortgeschritten, daß es zu deutlichen Schwellungen kommt, läßt sich das Tragen von Kompressionsstrümpfen bzw. Wickeln der Beine zur Vermeidung weiterer Komplikationen oft nicht umgehen. Dies gilt insbesondere, wenn sich aufgrund des Blutstaus Geschwüre gebildet haben (sog. offene Beine). Das konsequente und sachgerechte Wickeln bringt solche Geschwüre meist zur Abheilung. Medikamente oder Salben helfen in der Regel wenig.

Chronische Bronchitis

Man spricht nach der Definition der Weltgesundheitsorganisation von einer chronischen Bronchitis, wenn in den zurückliegenden zwei Jahren an mindestens 3 Monaten im Jahr Husten und Auswurf bestand. Die Ursache für eine chronische Bronchitis ist in aller Regel das Zigarettenrauchen. Eine untergeordnete Rolle bei der Auslösung spielen allergieauslösende Stoffe sowie Schadstoffe in der Luft. Diese sind allerdings von Bedeutung, wenn eine berufliche Belastung mit solchen Stoffen besteht (z.B. Schwefeldioxid, Staub, feucht-kalte Umgebung). Die Symptome sind Husten, Auswurf und Luftnot. Die Behandlung besteht in der Raucherentwöhnung. Infekte der Luftwege, die aufgrund der geschwächten Abwehrlage relativ häufig auftreten, müssen konsequent antibiotisch behandelt werden. Daneben können Medikamente zur Erweiterung der Bronchien verabreicht werden, insbesondere wenn die Ausatmung behindert ist. Wenn man bei sich selbst über längere Zeit Husten und Auswurf feststellt, insbesondere morgens, sollte man dies seinem Hausarzt mitteilen. Er wird dann eine Röntgenkontrolle der Lunge veranlassen, um sicher zu sein, daß es sich um eine harmlose

Bronchitis handelt und hinter dem Husten und Auswurf keine Tuberkulose oder ein Lungenkrebs steckt.

Lungenentzündung

Lungenentzündungen sind im Alter häufiger und der Verlauf schwerer als in jüngeren Jahren. Dies liegt z.T. an einer altersabhängigen Abwehrschwäche mit vermindertem Hustenreflex und herabgesetzter Beweglichkeit der Flimmerhaare in den Bronchien. Im Zeitalter der Antibiotikatherapie haben Lungenentzündungen jedoch an Schrecken verloren. Symptome einer Lungenentzündung sind Husten, Auswurf und Schmerzen in der Brust, vor allem beim Einatmen. Meist entwickeln die Patienten hohes Fieber. Die Ansteckungsgefahr der häufigsten, durch Bakterien verursachten Lungenentzündungen ist gering. Die Behandlung erfolgt mit Antibiotika. Die Prognose ist gut, falls keine anderen schwerwiegenden Grunderkrankungen vorliegen. Zur Prophylaxe helfen Atemübungen (Kurse z.B. an der Volkshochschule). Die Kleidung ist den Witterungsverhältnissen anzupassen, feucht-kalte, zugige Räume sind zu meiden. Ist man durchnäßt (Schweiß oder Regen), sollte man sich gut abtrocknen und die Kleidung wechseln.

Zuckerkrankheit (Diabetes mellitus)

Die Zuckerkrankheit ist durch eine Erhöhung des Zuckers im Blut gekennzeichnet. Zucker dient als Energielieferant für sämtliche Zellen unseres Organismus. Um die Schranke vom Blut zur Zelle überwinden zu können, ist das Hormon Insulin notwendig. Bei der Zuckerkrankheit kann der Zukker – oder genauer: Traubenzucker (Glukose) – aufgrund des Fehlens des Hormons Insulin nicht in die Zellen aufgenommen werden. Dies ist bei jugendlichen Diabetikern der Fall. Im Alter tritt jedoch eine andere Form des Diabetes mellitus auf: Hier kommt es aufgrund von Übergewicht zu einer verminderten Ansprechbarkeit der einzelnen Zellen für das Hormon Insulin. Eine schwerere Passierbarkeit der Blut-Zell-Schranke für Zucker ist die Folge – der Zucker bleibt im Blut.

Bei diesem sog. Erwachsenendiabetes fehlen oft klinische Zeichen. Manchmal kommt es zu vermehrtem Durst und gehäuftem Wasserlassen, wenn mit dem Urin Zucker ausgeschieden wird. Unspezifische Symptome sind Abgeschlagenheit, Unkonzentriertheit und Müdigkeit. Die Zuckerkrankheit führt unbehandelt zu dauerhaften Schäden an den Blutgefäßen (Verkalkungen), häufig sind Herz, Nieren und Augen betroffen. Infolge der Arteriosklerose können jedoch an allen Organen Schäden auftreten (s. auch S. 45). Eine weitere späte Komplikation bei jahrelangem schlecht eingestellten Diabetes sind Nervenschäden. Häufig wird dabei über brennende Füße geklagt.

Die Diagnose der Zuckerkrankheit läßt sich einfach durch eine Blut- und Urinprobe feststellen.

Da der Erwachsenendiabetes meist mit Übergewicht verbunden ist, besteht das erste Therapieziel in einer Gewichtsnormalisierung. Daneben sollte der Gehalt an Kohlenhydraten, die im Stoffwechsel zu Zucker umgewandelt werden, herabgesetzt werden. Eine eingehende Ernährungsberatung ist dringend anzuraten. Durch Einhaltung einer sog. Zuckerdiät und durch Gewichtsnormalisierung kann in einer Vielzahl der Fälle bereits eine ausreichende Senkung des Blutzuckers erzielt werden. Ausreichende körperliche Bewegung unterstützt diese Maßnahme. Läßt sich dennoch keine befriedigende Zuckersenkung erzielen, ist eine medikamentöse Therapie möglich. Nur in seltenen Fällen muß Insulin gespritzt werden.

Als Beispiel sei die 68jährige Anna N. angeführt, die seit einigen Jahren an erhöhtem Blutzucker litt.

Da sie übergewichtig war, hatte ihr Hausarzt zu Diät geraten und sie mit entsprechendem Informationsmaterial versorgt. Voller Enthusiasmus probierte sie neue Diätrezepte aus, es gelang ihr aber immer nur vorübergehend, eine Gewichtsabnahme und Blutzuckersenkung zu erzielen. Auf Dauer waren die Menüvorschläge eintönig, zudem weigerte sich ihr Mann, Diät zu essen. So sah sie sich gezwungen, oft zwei Mahlzeiten zu kochen, bis sie wieder ganz von der Diät abkam. Der Hausarzt begann aufgrund der schlechten Zucker-

einstellung eine Behandlung mit Tabletten. Nach 3 Jahren reichte jedoch auch dies nicht mehr aus, den Zuckerspiegel ausreichend zu senken. Der Hausarzt redete Frau N. ins Gewissen, sich strenger an die Diätvorschriften zu halten, sonst sei eine Umstellung auf Insulinspritzen unvermeidlich. Es wurde eine eingehende Diätschulung durchgeführt. Zusammen mit der Ernährungsberaterin analysierte Frau N. ihre Verzehrsgewohnheiten, Änderungsvorschläge im Speiseplan wurden diskutiert, auch im Hinblick auf die Akzeptanz durch den Ehemann. Eine Freundin, die früher ähnliche Probleme mit einem schlecht einstellbaren Zuckerspiegel hatte, überredete Frau N. dazu, regelmäßig an einer Gymnastikgruppe der Volkshochschule teilzunehmen, da ihr selbst die körperliche Aktivität damals viel geholfen habe. Es gelang der lebenslustigen Frau sogar, das Ehepaar N. dazu zu bewegen, an einem Seniorentanzzirkel teilzunehmen.
Die Nahrungsumstellung führte zwar nur zu einer geringen Gewichtsabnahme, aber in Kombination mit der vermehrten Bewegung sank der Blutzuckerspiegel deutlich und zeigte nur noch geringe Schwankungen. Die Behandlung konnte mit der Hälfte der ursprünglichen Medikamentendosis fortgesetzt werden; Insulinspritzen waren nicht erforderlich.

Gallensteine

Das Gallensteinleiden wird mit zunehmendem Alter häufiger. Frauen sind davon doppelt so häufig betroffen wie Männer. 50% der Gallensteinträger sind beschwerdefrei. Bei den anderen besteht ab und zu ein Druck im rechten Oberbauch, Völlegefühl oder Fettunverträglichkeit. Sind Gallensteine vorhanden, kann sich die Gallenblase leichter entzünden. Wird ein Gallenstein aus der Blase in den Gallengang transportiert, können schmerzhafte Koliken auftreten, und der Betreffende kann am ganzen Körper gelb werden. Dies hängt damit zusammen, daß der Stein den Galleabfluß in den Darm behindert, die Gallenflüssigkeit sich staut und gewisse Gallenfarbstoffe in der Haut abgelagert werden.

Die Diagnose der Gallensteine wird in der Regel durch den Ultraschall gestellt. Bei völlig beschwerdefreien Patienten ist keine Therapie erforderlich, sind jedoch Beschwerden aufgetreten, empfiehlt sich eine Entfernung der Gallenblase im symptomfreien Intervall. Die Operation hat nur ein sehr geringes Risiko. Ein medikamentöser Therapieversuch kann nur bei kleinen, nicht kalkhaltigen Steinen versucht werden.

Krebserkrankungen

Den Krebs oder *das* Krebsleiden gibt es nicht. Bösartige Geschwulstbildungen können in nahezu jedem Organ oder auch im Blut auftreten. Dabei handelt es sich um ein ungebremstes Wachstum körpereigener Zellen. Diese Zellen sind autonom, d.h. sie unterliegen nicht mehr der Körperregulation. Ihre ursprüngliche Funktion haben sie meist verloren, zumindest ist sie stark herabgesetzt. Durch das ungebremste Wachstum zerstören sie das umliegende gesunde Gewebe. Die unterschiedlichen Krebsformen erfordern unterschiedliche therapeutische Bemühungen: »Stahl, Strahl und Medikamente«, d.h. Operation, Bestrahlung und medikamentöse Behandlung. In den letzten Jahren sind bei der Entwicklung neuer Medikamente große Fortschritte erzielt worden. Dasselbe gilt auch für verschiedene Operationstechniken. Die Behandlung kann zu einer Lebensverlängerung führen, die jedoch oft mit einer Minderung der Lebensqualität (Haarausfall, Übelkeit, Erbrechen und Abwehrschwäche durch Medikamente und/oder Bestrahlung) erkauft wird. Trotz Therapiefortschritten ist ein Großteil der Krebserkrankten nicht zu retten, da der Krebs zu spät entdeckt wurde und sich schon Tochtergeschwulste (Metastasen) gebildet haben. Je früher Krebs erkannt wird, desto besser sind die Heilungsaussichten. Dies unterstreicht nochmals, wie wichtig Vorsorgeuntersuchungen sind: Die Sterblichkeit ließe sich deutlich senken, wenn jeder, der die Berechtigung hat, sich auch vorsorglich untersuchen lassen würde.

Im folgenden wird daher auf einzelne Krebsarten eingegangen, bei denen die Heilungsaussichten durch Früherkennung besonders gut sind oder die sich wie der Lungenkrebs durch Vermeidung der auslösenden Ursache (Zigaretten!) verhindern lassen.

Dickdarmkrebs

Der Dickdarmkrebs ist bei Männern nach dem Lungenkrebs der zweithäufigste Tumor, bei Frauen ebenso (nach dem Brustkrebs). In den letzten Jahren hat die Erkrankung deutlich zugenommen. Der Häufigkeitsgipfel liegt jenseits des 50. Lebensjahres.

Beim Dickdarmkrebs bestehen gute Chancen der Heilung durch Operation bei rechtzeitiger Entdeckung. Die Vorsorgeuntersuchung ist einfach: Der Arzt führt eine sog. rektale Untersuchung mit dem Finger durch. Daneben werden drei Stuhlproben auf Blut untersucht. Neben Blutbeimengungen können auch Unregelmäßigkeiten beim Stuhlgang (Wechsel zwischen Durchfall und Verstopfung) Hinweise für Darmkrebs sein. Zur Abklärung dieser Beschwerden ist eine weiterführende Diagnostik mit Darmspiegelung notwendig.

Bei bestehendem Dickdarmkrebs ist die Operation die Therapie der Wahl. Sie kann meist so durchgeführt werden, daß der natürliche Darmausgang erhalten bleibt. In seltenen Fällen muß jedoch ein künstlicher Ausgang angelegt werden. Der Stuhlgang wird dann in einem geruchsneutralen Beutel aufgefangen, der über dem künstlichen Ausgang auf der Haut getragen wird und unter der Kleidung nicht zu erkennen ist. Weitere Hinweise hierzu sind von der Deutschen Ileostomie-Colostomie-Urostomie-Vereinigung erhältlich (Anschrift im Anhang).

Brustkrebs

Der Brustkrebs (Mammakarzinom) ist der häufigste Tumor bei Frauen. Nach den Wechseljahren steigt die Erkrankungshäufigkeit stark an. Auch bei Brustkrebs bestehen bei Früherkennung gute Heilungschancen. Der Frauenarzt kann durch Betasten der Brüste verdächtige Bezirke feststellen und ggf. eine Röntgenaufnahme (Mammographie) veranlassen. Die Untersuchung der Brust kann die Frau auch selbst in regelmäßigen Abständen durchführen.

Im Frühstadium des Krebses wird in der Regel eine brusterhaltende Operation, evtl. in Kombination mit Strahlen- oder medikamentöser Therapie durchgeführt.

Hautkrebs

Der Hautkrebs nimmt an Häufigkeit zu. Ursache dafür sind u.a. intensivere Sonneneinstrahlung bei vermindertem Ozonschutz. Besonders gefährdet sind hellhäutige Menschen, die auch nach längerer Sonneneinstrahlung nicht sehr braun werden. Verdächtig sind bräunliche Pigmentflecken, die an Größe zunehmen, eine unregelmäßige Begrenzung und Oberfläche haben und evtl. eine rote, weiße oder blaue Verfärbung aufweisen. Bemerkt man solche Veränderungen an sich, sollte man seinen Hausarzt aufsuchen. Diese bösartigen Veränderungen sind nicht zu verwechseln mit den sog. Altersflecken. Hierbei handelt es sich um bräunliche

Flecken an Stellen der Haut, die ständig dem Licht ausgesetzt sind und mit zunehmendem Lebensalter vermehrt auftreten. Diese Altersflecken zeigen keine Tendenz zur Bösartigkeit, sind meist klein und weisen auch keine unregelmäßige Begrenzung und Oberfläche auf.

Prostatakrebs

Das Prostatakarzinom macht 10% aller Tumorerkrankungen des Mannes aus. Der Häufigkeitsgipfel liegt zwischen 70 und 80 Jahren. In vielen Fällen verursacht die Erkrankung keinerlei Symptome und beschränkt sich auf kleinere Areale der Vorsteherdrüse. Etwa 1/4 aller Männer weist ein solches verstecktes Karzinom auf. Lediglich bei 5% wird das Leiden manifest, und der Tumor wächst. Bei diesen Fällen ergeben sich durch die Früherkennung (regelmäßige Blut- und rektale Untersuchung durch den Hausarzt) bessere Heilungschancen. In der Regel wird im Frühstadium eine operative Entfernung der Prostata vorgenommen oder eine Bestrahlung durchgeführt.

Lungenkrebs

Der Lungenkrebs (Bronchialkrebs) ist in den westlichen Ländern in den letzten Jahrzehnten zum häufigsten Krebs des Mannes geworden. Die Krebsrate steigt jedoch auch bei Frauen deutlich an. Die Erkrankung tritt am häufigsten zwischen

50 und 70 Jahren auf. Die Hauptursache des Lungenkrebses ist das Rauchen: Über 90% der Patienten mit einem Bronchialkarzinom sind oder waren über einen längeren Zeitraum Raucher. Trotz aller Behandlungsbemühungen sind die Ergebnisse bisher sehr enttäuschend. So sind zum Zeitpunkt der Diagnose nur etwa 6% aller Patienten noch durch eine Operation heilbar. Dies wiegt um so schwerer, als das Bronchialkarzinom eines der wenigen Krebsarten ist, deren Ursachen bekannt ist und die man verhindern kann. Die Sterblichkeit an Lungenkrebs ist um so höher, je früher mit dem Rauchen begonnen wurde, je größer der Zigarettenkonsum und die Anzahl der »Raucherjahre« sind. Sofern Sie rauchen, sollten Sie deshalb sofort den ersten und entscheidenden Schritt tun und ab sofort keine Zigarette mehr anrühren. Dies ist die einzige wirksame Schutzmaßnahme.

Stuhlverstopfung (Obstipation)

Von Stuhlverstopfung spricht man dann, wenn eine Darmentleerung nur alle 3 Tage oder noch seltener auftritt. Die Ursachen liegen meist in den Lebens- und Eßgewohnheiten: Die Kost ist oft ballaststoffarm, die Bewegung mangelhaft. Es besteht eine langjährige Unregelmäßigkeit oder ein Unterdrücken des Stuhlganges, z.B. durch Hast im Berufsleben und vorwiegend sitzende Tätigkeit. Daneben können auch einige Medikamente eine Rolle spielen. Wenn eine Stuhlverstopfung erstmals auftritt und keine Änderungen der Lebensgewohnheiten eingetreten sind, sollten Sie Ihren Hausarzt informieren, damit dieser (seltene) organische Ursachen ausschließen kann.

Wie man einen normalen Stuhlgang erreichen kann

1. Morgens vor dem Aufstehen einige Minuten Bauchmassage,
2. auf nüchternen Magen ein Glas Fruchtsaft mit 2 Teelöffeln Milchzucker,
3. zum Frühstück Vollkornbrot, Bohnenkaffe und ein Joghurt mit 2–3 Eßlöffeln Leinsamen oder Weizenkleie,
4. regelmäßig nach dem Frühstück Versuch einer Darmentleerung auch bei fehlendem Stuhldrang (nicht zu stark pressen!),
5. vermehrt körperliche Aktivitäten in den Tagesplan aufnehmen, sich generell ballaststoffreich ernähren und ausreichend trinken.

Darmschwäche

Unter Darmschwäche versteht man das Unvermögen, den Stuhlgang zu kontrollieren. Diese Erkrankung ist mit einem großen Tabu behaftet. Die wenigsten Patienten wagen es mit ihrem Arzt offen darüber zu sprechen, aber gerade dies ist besonders wichtig, da bei einem Teil der Patienten mit Darmschwäche eine Therapie möglich ist.

Die Ursachen einer Darmschwäche sind vielfältig. Dazu beitragen können Zuckerkrankheit, ein Schlaganfall, entzündliche oder auch bösartige Darmerkrankungen sowie Abführmittel. Besteht eine Stuhlverstopfung, kann es zu einer großen Ansammlung von verhärtetem Stuhl im Enddarm kommen. Der Stuhl führt dort zu einer örtlichen Reizung mit Schleimabsonderung. Es kommt zu häufigen Stuhlgängen, die jedoch zum großen Teil nur aus diesen Schleimabsonderungen bestehen. Man spricht von sog. falschem oder paradoxem Durchfall.

Nach der Ursachenabklärung kann in aller Regel eine Therapie eingeleitet werden, die zumindest zu einer Besserung, oft sogar Heilung der Darmschwäche führt. Häufig reicht es z.B. aus, die Abführmittel abzusetzen, oder bei falschem Durchfall, eine Ernährungsumstellung vorzunehmen. Daneben gibt es die Möglichkeit, den Darmschließmuskel zu trainieren, in einigen Fällen ist eine Operation möglich.

Harnblasenschwäche

Unter einer Harnblasenschwäche versteht man die Unfähigkeit, den Abgang von Urin willentlich zu kontrollieren. Man schätzt, daß in der Bundesrepublik mehr als 4 Millionen Menschen unter dieser Erkrankung leiden. Die Dunkelziffer ist sehr hoch, weil die meisten auch gegenüber ihrem Arzt diese Krankheit aus Scham verschweigen. Aber gerade bei diesem Leiden kann in 3/4 aller Fälle eine

Besserung oder gar eine vollständige Heilung erreicht werden.

Es gibt verschiedene Formen der Harnblasenschwäche. Die bei den Frauen häufigste führt aufgrund einer Erschlaffung der Beckenbodenmuskulatur zu tropfenweisem Urinabgang bei Niesen, Lachen oder Pressen (sogenannte Streßinkontinenz). Die beim Mann häufigste Form wird durch ein Prostataleiden verursacht: Der Urinfluß durch die Harnröhre wird durch eine vergrößerte Prostata behindert. Der Druck in der Harnblase steigt an, und es kommt zu gehäuftem Wasserlassen, jedoch immer nur in kleinen Mengen bzw. zu willkürlich nicht steuerbarem ständigem Harntröpfeln (sog. Überlaufinkontinenz). Die dritte Form kommt sowohl bei Männern als auch bei Frauen vor. Bei dieser Form besteht ein plötzlicher heftiger Harndrang, der so heftig sein kann, daß die Muskeln, die die Blase normalerweise verschließen, erschlaffen. Es kommt dann zu der Entleerung einer größeren Menge Urins (sog. Dranginkontinenz).

Alle Formen sind einer Therapie zugänglich, die oft eine Kombination verschiedener Maßnahmen darstellt, so z.B. Beckenbodenmuskulaturtraining, Erstellen eines persönlichen Toilettenrhythmus nach Plan, medikamentöse oder operative Behandlung (z.B. bei Prostatavergrößerung). In Fällen, in denen nicht mit einer vollständigen Heilung gerechnet werden kann, gibt es eine Reihe von Hilfsmitteln (hochsaugfähige Einmalslips, sog. Kondom-Urinale, Tropfenfänger etc.), die ein fast völlig normales Leben ermöglichen.

Inkontinenz ist also für den älteren Menschen kein Problem, das einfach hingenommen werden muß. Um diese Schwäche jedoch wirkungsvoll therapieren zu können, muß Ihr Hausarzt über dieses Leiden informiert sein. Wenn Sie vor einem solchen Gespräch Hemmungen haben, können Sie sich auch zuerst an die Gesellschaft für Inkontinenzhilfe, Hilfe für Inkontinente Personen e.V. oder die Deutsche Inkontinenz-Liga wenden (Anschriften im Anhang).

Eine Harnblasenschwäche kann zu sozialer Isolation und Vereinsamung führen. Die Betroffenen schämen sich oft und sprechen auch mit ihrem Hausarzt nicht über dieses Problem. Einen solchen Fall schildert das Beispiel des 71jährigen Gustav H.
Herr H. hatte schon seit einigen Jahren Probleme mit dem Wasserlassen. Es ging nicht mehr auf Kommando, der Harnstrahl war abgeschwächt, meist bestand ein Nachträufeln. Von einem Bekannten mit den gleichen Problemen hatte er einen Tip mit einem pflanzlichen Mittel erhalten, das es seither einnahm. Damit war er einige Zeit gut zurechtgekommen, in den letzten Wochen hatten sich seine Beschwerden jedoch wieder verschlimmert. Es kam nahezu ständig zu Träufeln aus der Harnröhre, das er willentlich nicht mehr unterdrücken konnte. Zudem verspürte er ständigen Harndrang, konnte aber immer nur kleine Mengen Wasser lassen. Wegen des ständigen Tröpfelns trug er Vorlagen, mußte

aber dennoch mindestens 2mal täglich seine Unterhose wechseln. Aus Angst, wegen des Uringeruchs aufzufallen, wagte er sich kaum noch aus dem Haus. Als sein Bekannter davon hörte, riet er ihm dringend, einen Urologen aufzusuchen. Dieser erklärte ihm nach eingehender Untersuchung, daß eine deutlich vergrößerte Prostata Ursache der Blasenschwäche und der übrigen Beschwerden sei, und riet zur Operation.

Die Größe der Prostata erlaubte es, den Eingriff durch die Harnröhre vorzunehmen. Dabei wurde ein Teil des vergrößerten Organs »abgehobelt«. Die Operation verlief komplikationslos. Allerdings hatte Herr H. danach noch Mühe den Urin zu halten. Ein intensives Training der Schließmuskulatur unter Anleitung behob jedoch auch diese anfängliche Schwäche.

Prostatavergrößerung (Prostataadenom)

Die Prostatavergrößerung (Vergrößerung der Vorsteherdrüse) ist der häufigste Tumor des Mannes. 80% aller Männer über 70 Jahre haben eine vergrößerte Prostata. Wächst die Prostata so stark, daß sie auf die Harnröhre drückt, ist das Wasserlassen erschwert. Typischerweise ist der Beginn des Wasserlassens verzögert, der Harnstrahl abgeschwächt, und am Ende des Wasserlassens kommt es zu Nachträufeln. Die Prostatavergrößerung wirkt als Ausflußhindernis. Sie kann dazu führen, daß sich die Harnblase nicht mehr vollständig entleert und sich sog. Restharn in der Blase bildet. Im weiteren Verlauf kann sich eine sog. Überlaufinkontinenz entwickeln (s. oben).

Die Diagnose einer Prostatavergrößerung erfolgt durch rektale Untersuchung, Ultraschalluntersuchung der gefüllten Harnblase sowie Harnflußmessung. Durch pflanzliche Präparate läßt sich das Prostatawachstum in gewissen Grenzen verlangsamen. In einigen Fällen wird die Prostata jedoch so groß und erschwert das Wasserlassen derart, daß eine Operation unumgänglich ist. Diese sollte durchgeführt werden, wenn nach dem Wasserlassen noch Urin in der Blase verbleibt, wenn Entzündungen von Blase und Nieren aufgetreten sind oder die Nieren durch den Rückstau geschädigt werden.

Bei der Operation wird normalerweise durch die Harnröhre ein Teil der Prostata »abgehobelt«. Die Erfolge sind in der Regel sehr gut. Der Eingriff kann jedoch zur Zeugungsunfähigkeit führen, wenn sich die Samenflüssigkeit rückwärtig in die Harnblase entleert. Erektionsfähigkeit und Libido werden durch die Operation jedoch nicht beeinflußt. In einigen Fällen kann eine Schwäche des Blasenschließmuskels auftreten, die in der Regel vorübergehend ist und sich bei den meisten Patienten durch entsprechende Muskelanspannungsübungen beseitigen läßt.

Degenerative Gelenkveränderungen (Arthrosen)

Bei den Arthrosen handelt es sich um Abnutzungserscheinungen an den Gelenken, vor allem an deren knorpeligen Anteilen. Befallen sind hauptsächlich Hüfte und Knie. Durch die degenerativen Veränderungen kommt es zu Steifigkeit und Schmerzen im befallenen Gelenk. Die Schmerzen nehmen bei Beginn von Bewegungen an Intensität zu. Nach »Einlaufen« gehen die Beschwerden zurück, um dann nach einem gewissen Zeitraum wieder zuzunehmen.

Da es sich um ein chronisches Leiden handelt, ist mit einer vollständigen Heilung nicht zu rechnen. Hilfreich ist auch bei diesen Beschwerden eine Gewichtsabnahme, falls Übergewicht besteht, da dann weniger Gewicht auf dem abgenutzten Gelenk lastet. Anzustreben sind wechselnde Bewegungsformen mit ausreichenden Ruhepausen dazwischen, um keine Überbelastung zu provozieren. An sportlichen Aktivitäten sind Radfahren und Schwimmen zu empfehlen, da sie am wenigsten gelenkbelastend sind. Häufig läßt sich durch physikalische Maßnahmen (z.B. Fango, Moorbäder, Reizstrom usw.) eine deutliche Beschwerdelinderung erreichen. In akuten Stadien mit ausgeprägten Schmerzen können auch Medikamente sehr hilfreich sein. Eine Dauertherapie ist jedoch aufgrund der ausgeprägten Nebenwirkungen dieser Schmerzmittel abzulehnen. Lassen sich durch diese Maßnahmen die Beschwerden nicht beheben, kann bei degenerativen Veränderungen an der Hüfte die Einpflanzung eines künstlichen Hüftgelenks erwogen werden.

Rheuma (Chronische Polyarthritis)

Bei Rheuma kommt es zu entzündlichen Veränderungen an mehreren kleinen und großen Gelenken, meist auf beiden Körperhälften symmetrisch ausgeprägt. Charakteristisch sind Rötung, Überwärmung und Schwellung. Nach längerer Ruhigstellung des Gelenkes tritt eine ausgeprägte Steifheit auf. Im akuten Stadium kommen Fieber, Appetitlosigkeit und Abgeschlagenheit hinzu.

Die Behandlung erfolgt in der Akutphase medikamentös. In der übrigen Zeit nehmen physikalische Maßnahmen (Bäder, Reizstrom, Kältetherapie) eine zentrale Stellung ein. Durch diese Anwendungen lassen sich die Symptome meist rasch bessern. In einigen Fällen ist eine medikamentöse Dauertherapie nicht zu umgehen. Auf regelmäßige Tabletteneinnahme ist zu achten: Nur so kann sich die erhoffte Wirkung entfalten. Regelmäßige Kontrollen beim Hausarzt sind notwendig, damit dieser eventuelle Nebenwirkungen der hochwirksamen Medikamente sofort erkennen und die entsprechenden Gegenmaßnahmen einleiten kann.

Knochenschwund (Osteoporose)

Bei der Osteoporose handelt es sich um eine Minderung des Knochengewebes ohne Änderung der Form des Knochens. Betroffen sind vor allem Frauen nach den Wechseljahren und Menschen, die erblich belastet sind. Meist wird der Knochenschwund im Rahmen einer routinemäßig durchgeführten Röntgenuntersuchung festgestellt, oder es tritt nach einem Bagatellunfall ein Knochenbruch auf. Da die Therapie der Osteoporose schwierig ist, gilt das Hauptaugenmerk den prophylaktischen Maßnahmen. Dazu gehört die ausreichende Aufnahme von Kalzium sowie Vitamin D durch die Nahrung. Beide Komponenten finden sich in Milch und Milchprodukten. Ebenfalls vorbeugend wirkt ausreichende Bewegung, insbesondere an der frischen Luft, da unter Sonneneinstrahlung vom Körper selbst Vitamin D gebildet werden kann. Bei Frauen nach den Wechseljahren mit Zeichen eines beginnenden Knochenschwundes empfiehlt sich ein Ersatz der fehlenden körpereigenen Östrogene. Ist der Knochenschwund weit fortgeschritten und treten Schmerzen auf, erfolgt die Behandlung mit Medikamenten. Daneben tragen regelmäßige Krankengymnastik (Abb. 9) und Bädertherapie zur Beschwerdelinderung bei.

Ein Patientenratgeber ist vom Kuratorium Knochengesundheit zu beziehen (Anschrift im Anhang).

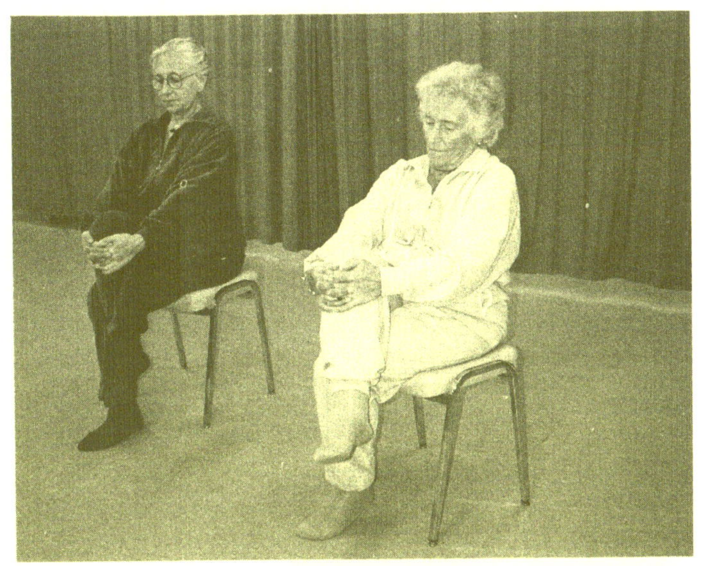

a

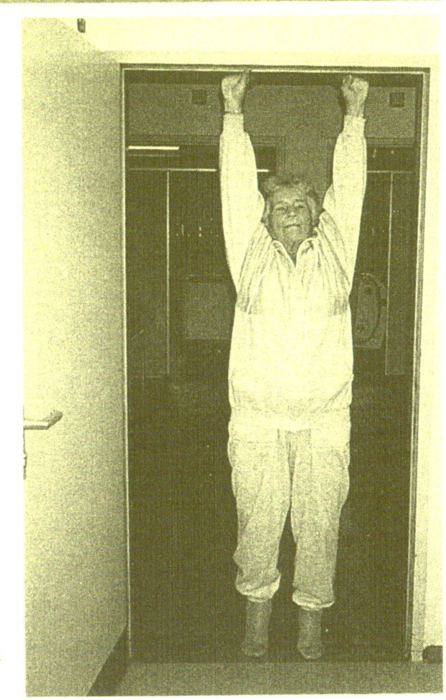

b

Abb. 9 a, b. Isometrische Übungen helfen bei Osteoporose.

Knochenbrüche

Mit zunehmendem Alter nimmt die Sturzhäufigkeit zu. Besteht gleichzeitig eine Osteoporose, kann es relativ schnell zu einem Knochenbruch kommen. In der überwiegenden Zahl der Fälle ist der Oberschenkel betroffen. Der Oberschenkelbruch hat jedoch seinen früheren Schrecken verloren, nachdem es möglich wurde, die gebrochenen Knochenteile operativ zu verschrauben oder ein künstliches Hüftgelenk an die Stelle des gebrochenen Oberschenkelhalses einzupflanzen. Die Ergebnisse sind gut. Unmittelbar nach dem Eingriff wird mit der krankengymnastischen Übungsbehandlung begonnen. Nach Übungen an der Bettkante kann bereits nach 3–4 Tagen mit dem Gehtraining begonnen werden. Früher gefürchtete Komplikationen, wie Thrombose, Lungenentzündung oder -embolie, treten daher nur noch selten auf. Da ein Teil der Stürze durch Schwindel verursacht wird, sollte man dem Arzt berichten, wenn man an solchen Schwindelattacken leidet.

Einige Sturzursachen lassen sich auch selbst vermeiden. So weisen viele Wohnungen sog. »Stolperfallen« auf, z.B. Wellen in Teppichen, Türschwellen, schlecht beleuchtete Treppenhäuser oder Flure. Auch mehrfach geschliffene Brillen (bi- oder trifokale Brillen) können Gangunsicherheiten verursachen. Bei Problemen mit solchen Sehhilfen sollte man sich lieber 2 Brillen verordnen lassen, eine für die Nähe zum Lesen und eine für die Ferne zum Gehen. Wer nachts ein- oder zweimal zur Toilette muß, sollte darauf achten, daß er sicher und ohne Hindernisse dahin gelangen kann und daß der Weg ausreichend beleuchtet ist.

Leistenbruch

Bei offenem Leistenkanal kann sich z.B. durch das Heben einer schweren Last ein Leistenbruch bilden. Begünstigt wird dies durch eine Bauchmuskel- und Bindegewebeschwäche, die sich im Alter verstärkt. Viele Patienten, die an einem Leistenbruch leiden, scheuen eine Operation und ziehen ein Bruchband vor. Das Band hindert die Eingeweide durch eine passende gepolsterte Platte und eine gepolsterte Stahlfeder am Austritt in den Bruchsack. Das Tragen ist jedoch sehr unbequem, und ein Einklemmen von Darminhalt kann nicht sicher ausgeschlossen werden. Die Leistenbruchoperation hingegen ist unkompliziert, Ängste sind also unbegründet. Die Operation ist in nahezu allen Fällen die beste Therapie.

Schlaganfall (Apoplex)

Die am Herzen geschilderten Veränderungen der Gefäße können auch an den das Gehirn versorgenden Arterien auftreten. Mit zunehmender Einengung des Gefäßlumens können flüchtige Lähmungen, Sprachstörungen, vorübergehende Blindheit oder Schwindel auftreten. Sind die Arterien des Gehirns selbst befallen, kann sich die Arteriosklerose auch durch zunehmende Vergeßlichkeit und Abbau der intellektuellen Leistungsfähigkeit bemerkbar machen (Demenz). Oft bleibt das Voranschreiten der Gefäßverkalkung an den hirnversorgenden Arterien jedoch unbemerkt, bis ein kompletter Verschluß auftritt. Dann kommt es zum gefürchteten Schlaganfall mit Absterben des Hirngewebes, das von der entsprechenden Arterie versorgt wurde. Tritt der Zelluntergang in der linken Gehirnhälfte auf, kommt es aufgrund des Verlaufs der Nervenbahnen zu einer Lähmung der rechtsseitigen Körperhälfte und umgekehrt (Abb. 10). Die Ausprägung der Lähmungen und sonstigen Ausfallerscheinungen, z.B. Sehstörungen mit Gesichtsfeld-

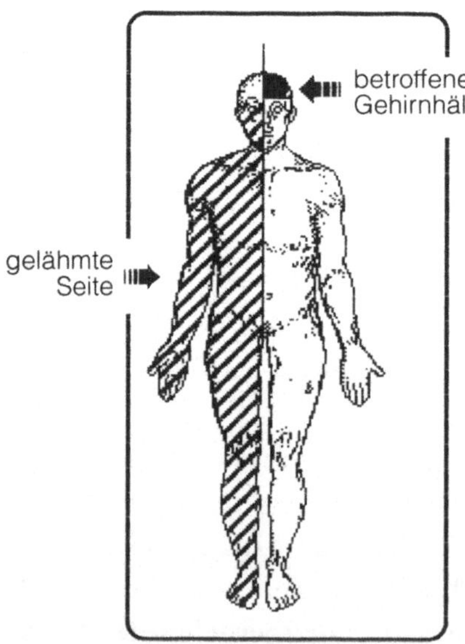

Abb. 10. Schlaganfall. Lähmung der rechten Körperhälfte bei Verschluß einer die linke Gehirnhälfte versorgenden Arterie

einengung oder Sprachstörungen, ist von der Größe und dem Ort des geschädigten Gebietes abhängig.

Dieser Mechanismus ist für etwa 80% aller Schlaganfälle verantwortlich, die restlichen Schlaganfälle werden durch Zerreißen arteriosklerotisch geschädigter Arterien mit nachfolgender Einblutung in das Gehirngewebe verursacht. Die Symptome und klinische Ausprägung ähneln denen bei Gefäßverschluß.

Eine Vorbeugung durch Bekämpfung der für die Arteriosklerose verantwortlichen Risikofaktoren ist möglich und deckt sich mit den im Abschnitt »Koronare Herzkrankheit« geschilderten Maßnahmen.

Folgende Symptome können auf eine Durchblutungsstörung im Gehirn hinweisen und sollten Anlaß sein, den Hausarzt aufzusuchen:

- Vorübergehende Schlaffheit in einem Arm/oder Bein einer Körperhälfte,
- vorübergehende Sehstörungen,
- vorübergehende Sprachstörungen,
- Kopfschmerzen,
- Schlafstörungen,
- Schwindel.

An der Behandlung im Team sind neben Ärzten und Pflegepersonal Krankengymnasten/-innen, Ergotherapeuten/-innen (Beschäftigungstherapeuten/-innen) und bei Sprachstörungen Logopäden/-innen beteiligt. Die Krankengymnasten/-innen schulen den Gang und behandeln die gelähmten Muskeln. Die Ergotherapeuten/-innen führen ein Haushalts- und Selbsthilfetraining (An- und Ausziehen, Waschen etc.) durch, die Logopäden/-innen therapieren die Sprachstörungen.

Auch einige Wochen nach dem akuten Ereignis können noch Behandlungsfortschritte mit Verbesserung verschiedener Körperfunktionen erzielt werden. Während für etwa 30% der Schlaganfallpatienten jede medizinische Hilfe zu spät kommt, kann ein gutes Drittel so erfolgreich rehabilitiert werden, daß wieder ein völlig eigenständiges Leben möglich wird. Ein weiteres Drittel ist auf Hilfe angewiesen. Auch bei bleibenden Behinderungen ist es aufgrund ambulanter Hilfsangebote (Sozialstation, Einkaufs- und Putzhilfe, Essen auf Rädern etc.) und durch Verordnung entsprechender Hilfsmittel (Rollstuhl, Toilettensitzerhöhung, Ein- und Aussteigehilfe für die Badewanne, Hilfsmittel für den Haushalt) und/oder bauliche Veränderungen in der Wohnung oft möglich, eine Wiedereingliederung in den eigenen häuslichen Bereich zu erreichen. Die Verordnung dieser Mittel erfolgt entweder durch den Hausarzt oder den/die Beschäftigungstherapeuten/-in noch während der stationären Behandlung.

Einen typischen Krankheitsverlauf schildert das folgende Beispiel:
Die 78jährige Maria S. litt seit Jahren unter einem hohen Blutdruck, der ihr manchmal Sorgen machte, da er trotz Behandlung teilweise so hohe Werte aufwies, daß Schwindel und stechendes Kopfweh auftraten. Meist fühlte sie sich jedoch körperlich wohl. Trotz ihres Alters machten ihr sowohl Haus- als auch Gartenarbeit wenig Mühe. Als gelernte Schneiderin führte sie aus Gefälligkeit immer noch Näharbeiten für Bekannte und Verwandte aus.
Eines Morgens erwachte sie jedoch mit heftigsten Kopfschmerzen. Als sie aufstehen wollte, um eine Kopfschmerztablette zu holen, bekam sie einen gewaltigen Schreck. Sie konnte weder ihr rechtes Bein anheben noch ihren rechten Arm bewegen, er war völlig gefühllos. Als sie dies entsetzt ihrem neben ihr liegenden Mann mitteilen wollte, kam nur ein unverständliches Lallen aus ihrem Mund. Frau S. hatte einen Schlaganfall mit rechtsseitiger Lähmung und Sprachstörung erlitten.
Sie wurde sofort ins Krankenhaus eingeliefert. Dort erhielt sie wegen einer Schluckstörung Infusionen. Da sie auch ihre Ausscheidungen nicht mehr richtig kontrollieren konnte, wurde ein Blasenkatheter gelegt. Ihren zahlreichen Besuchern konnte sie sich wegen der Sprachstörung nicht richtig verständlich machen. Sie war verzweifelt.

In der Klinik wurde mit einer intensiven krankengymnastischen, ergotherapeutischen und logopädischen Behandlung begonnen. Viele Dinge mußte sie wieder mühsam lernen. Schwierigkeiten machten das selbständige Sitzen an der Bettkante, das Hantieren mit dem Eßbesteck und das Laufen. Sie hatte keine Kontrolle über ihr rechtes Bein, die Fortbewegung war nur langsam und mit Unterstützung von 2 Hilfspersonen möglich. Die Schluckstörung besserte sich allerdings rasch, so daß bereits nach 5 Tagen auf die Infusionsbehandlung verzichtet werden konnte. Nach 2 Wochen konnte der Blasenkatheter entfernt werden, das Wasserhalten gelang Frau S. wieder ohne Mühe. Auch die Sprachtherapie machte Fortschritte. Besonders ihr Ehemann verstand bald, was sie ausdrücken wollte. Nach 3 Wochen war sie wieder in der Lage, sich ihrer Umwelt verständlich zu machen. Bei den ergotherapeutischen Übungen wurde besonderer Wert auf den behinderten rechten Arm gelegt. Die Beschäftigungstherapeutin führte Wasch-, Anzieh- und Eßübungen mit Frau S. durch, später auch ein Haushaltstraining.

Nach 4 Wochen kam Frau S. in eine Rehabilitationsklinik, in der die entsprechenden Therapien fortgeführt wurden. Laufen konnte sie mittlerweile allein, nur mit einem Stock als Gehhilfe. Die rechte Hand zeigte jedoch weiterhin eine ausgeprägte Schwäche. Während des 6wöchigen Aufenthaltes wurden deshalb

die Funktionen der behinderten Hand besonders intensiv behandelt. Eine Restlähmung blieb allerdings bestehen.
Nach Entlassung aus der Rehabilitationsklinik konnte Frau S. wieder ohne Hilfe selbständig laufen und verständlich sprechen. Sie ist trotz der Restschwäche der rechten Hand in der Lage, ihre Hausarbeit zu bewältigen und sogar kleinere Näharbeiten auszuführen. Einige praktische Hilfsmittel, wie ein Öffner für Dosen- und Glaskonserven, ein Kartoffelhalter, Spicker für Gemüse sowie eine Schneidehilfe erleichtern ihr die Arbeit im Haushalt. Die Geräte sind alle mit Saugnäpfen versehen und einfach am Küchentisch zu befestigen. Durch eine Toilettensitzerhöhung kann Frau S. bequem von der Toilette aufstehen, ein Haltegriff an der Badewanne macht den Einstieg sicherer.

Hirnleistungsstörungen (Demenz)

Die Demenz ist das am meisten gefürchtete Krankheitsbild im hohen Lebensalter. Sind mit 65 Jahren nur 2–3% der Bevölkerung betroffen, so steigt der Anteil bei über 80jährigen auf 20% und mehr. Anfangs fällt bei den Hirnleistungsstörungen eine Einschränkung des Gedächtnisses, insbesondere für neuere Ereignisse, auf. Es kann bei dieser Vergeßlichkeit bleiben, in der Regel kommen jedoch weitere Einschränkungen der intellektuellen Leistungsfähigkeit und des Orientierungsvermögens hinzu. Die bisherigen Erfahrungen legen den Schluß nahe, daß Menschen, die sich ihr Leben lang körperlich und geistig forderten, am besten vor der Demenz geschützt sind. Eine erfolgversprechende Therapie, insbesondere mit Medikamenten, gibt es bisher nicht.

Bei einem Teil der älteren Menschen kann eine Hirnleistungsstörung allerdings auch durch Depressionen, Hörstörungen, andere Erkrankungen oder durch Medikamenteneinnahme vorgetäuscht werden. Durch Behandlung dieser Krankheiten kommt es z.T. zu deutlicher Befundbesserung.

Einer dieser wenigen Sonderfälle ist die 82jährige Martha G.
Frau G. lebte seit dem Tod ihres Mannes bei ihrer Tochter. Sie war gut in die Familie integriert, half der Tochter im Haushalt und paßte auf die Enkel auf, wenn die Tochter nicht zu Hause war. Sie hatte sich bisher immer gesund gefühlt. In der letzten Zeit bemerkte die Tochter jedoch bei ihrer Mutter eine rasch zunehmende Merkschwäche. Oft stellte sie an einem Tag mehrmals die gleichen Fragen, brachte die Namen der Enkelkinder und die Jahreszeit durcheinander. Hinzu kam ein schlurfender Gang, sie wurde beim Laufen immer unsicherer und ging deshalb kaum noch aus dem Haus. Besonders belastend für die Familie war jedoch, daß Frau G. auch das Wasser nicht mehr halten konnte und deshalb ständig Einlagen tragen mußte.
Da Merkschwäche, Gangstörung und Inkontinenz sehr rasch aufgetreten waren, veranlaßte

der Hausarzt eine Untersuchung beim Neurologen. Dieser führte eine Röntgenaufnahme des Gehirns (Computertomographie) durch. Dabei zeigte sich eine Abflußstörung des Gehirnwassers als Ursache der Beschwerden. Durch eine Operation konnte das Hindernis umgangen werden. Die Symptome besserten sich daraufhin rasch. Schon nach 6 Wochen war Frau G. wieder »ganz die Alte«.

Dieser Fall ist allerdings, wie erwähnt, eine Ausnahme. Für die meisten Demenzkranken gibt es bisher keine wirksame Behandlung. Dies gilt ganz besonders für die verschiedenen Medikamente, die angeblich den Hirnabbau verzögern, die Hirnleistung steigern und die Merkschwäche beseitigen. In großen Studien konnte bisher kein Medikament seine Wirksamkeit unter Beweis stellen.

Gerade für die Angehörigen stellt der Umgang mit vergeßlichen und verwirrten Menschen eine große Herausforderung dar. Es ist schwer zu verstehen, warum der geliebte Partner sich Tag für Tag ein bißchen mehr entfremdet und man zum Schluß nicht mehr von ihm erkannt wird. Um die schwere Bürde der Betreuung etwas zu erleichtern und um Probleme und Lösungsvorschläge auszutauschen, haben sich an verschiedenen Orten Selbsthilfegruppen für betreuende Angehörige gebildet. Vom Arbeitskreis Gesundheit im Alter gibt es die informative Broschüre *Der chronisch verwirrte Alterspatient – Leitfaden für Betreuende* (Anschrift im Anhang).

Depressionen

Depressionen im Alter sind häufig. Dies liegt zum einen an den Lebensumständen, die durch den Verlust des geliebten Partners, von Angehörigen oder Freunden sowie durch den eigenen zunehmenden körperlichen und geistigen Abbau mit einer Einschränkung des Lebenskreises gekennzeichnet sind. Einsamkeit ist im Alter häufig und für viele ein auswegloses Problem. Dabei gibt es eine Menge von Hilfsangeboten und Möglichkeiten, unter Menschen zu kommen. Man sollte nicht zögern, mit dem Hausarzt über diese Probleme zu sprechen. Sind die Verstimmungszustände sehr stark ausgeprägt, kann eine unterstützende vorübergehende medikamentöse Therapie Hilfe bringen.

Durch das Anschaffen eines Haustieres lassen sich auch ausgeprägte Stimmungstiefs überwinden. Ein Hund beispielsweise kann sich zum hervorragenden Seelentröster entwickeln. Gleichzeitig stellt ein Tier natürlich auch Forderungen, wie Füttern, Spielen, Spazierengehen. Diese Aktivitäten lassen einen zumindest zeitweise das Grübeln vergessen.

Manchmal hilft eine psychotherapeutische Behandlung weiter. Während psychoanalytische Verfahren früher ausschließlich bei jüngeren Patienten angewendet wurden, finden sie jetzt vermehrt Eingang in die Psychotherapie des älteren Menschen. Unterstützung bieten auch eine Reihe von Selbsthilfegruppen an, an die man sich wenden kann: Hilfe für Depressivkranke e.V., Emotions Anonymous (Anschriften im Anhang).

Parkinson-Erkrankung

Die Parkinson-Erkrankung wird durch den Untergang bestimmter (melaninhaltiger) Gehirnzellen hervorgerufen. Durch diesen Verlust kommt es zu vermehrter Grundspannung der Muskeln, einer ausgeprägten Bewegungsarmut mit Verlangsamung und Verminderung von Spontan- und Willkürbewegungen. Die Patienten machen kleine Schritte und haben Start- und Stoppstörungen beim Laufen. Die mimische Armut führt zum sog. Maskengesicht. Ein häufiges Frühsymptom der Parkinson-Erkrankung sind Störungen des Schreibflusses. Zu diesen Symptomen gesellt sich häufig noch ein Zittern der Arme, insbesondere der Hände. Depressive Verstimmungen sind häufig, bei fortschreitendem Krankheitsverlauf kann es zu Hirnleistungsstörungen (Demenz) kommen, normalerweise bleiben die geistigen Fähigkeiten jedoch erhalten.

Es gibt eine Reihe von Medikamenten, die zur Therapie der Parkinson-Erkrankung geeignet sind und zu einer deutlichen Beschwerdelinderung beitragen. Große Bedeutung haben daneben krankengymnastische Übungen sowie die Beschäftigungstherapie, bei der mit den Betroffenen ein Haushaltstraining durchgeführt wird oder sie mit evtl. notwendigen Hilfsmitteln (z.B. beim An- und Ausziehen sowie im Haushalt) versorgt werden.

Auch bei Patienten mit stark eingeschränkter Beweglichkeit besteht kein Grund zum Verzweifeln. Insbesondere bei Beginn der Behandlung sind durch die medikamentöse Therapie oft eindrucksvolle Besserungen des Zustandes zu erreichen:

Die 74jährige Elsa M. lebte seit dem Tod ihres Mannes vor über 10 Jahren allein in einem großen Haus mit Garten. Bisher war sie gut zurechtgekommen, die Arbeit in dem großen Garten wurde allerdings immer beschwerlicher für sie. In den letzten Monaten wachte sie immer mit einem steifen Gefühl in den Gliedern auf, das Laufen bereitete ihr Mühe, erst im Laufe des Tages wurde es besser. Hinzu gesellte sich ein starkes Zittern der Hände, sie mußte sehr aufpassen, damit sie im Haushalt nichts verschüttete. Selbst mit dem Anziehen und dem Essen hatte sie Schwierigkeiten. Sie fühlte sich oft mutlos und niedergeschlagen, glaubte bald in ein Altenheim zu müssen, da sie ihren Haushalt kaum noch bewältigen konnte.
Der Hausarzt, dem das Zittern und die Bewegungseinschränkung aufgefallen waren, schickte sie zu einem Neurologen. Dieser stellte eine Parkinson-Erkrankung fest und begann mit einer krankengymnastischen und medikamentösen Behandlung. Der Erfolg war durchschlagend: Das Zittern ließ nach, und die Beweglichkeit war deutlich besser, Frau M. fühlte sich wohl, und die Hausarbeit ging ihr wieder leicht von der Hand. Sie mußte ihre Tabletten allerdings zu einem genau festgelegten Zeitpunkt einnehmen. Vergaß sie einmal eine Tablette, machte sich dies sofort in einer vermehrten Steifigkeit bemerkbar. Sie stellte sich deshalb einen Medikamentenfahrplan auf, auf dem sie die Einnahme abhakte. Da sie

weiterhin Schwierigkeiten hatte, in die Badewanne zu kommen, verordnete ihr der Hausarzt einen Duschklappsitz. Einige weitere Kniffe erleichterten ihr das tägliche Leben. So setzte sie sich zur Morgentoilette im Bad auf einen Stuhl, der mit Seitenlehnen ausgestattet war, um sich das Aufstehen und Hinsetzen zu erleichtern. Beim Anziehen wählte sie überwiegend Kleidung ohne komplizierte Verschlüsse (Pullover, Schuhe ohne Schnürsenkel). Sie stellte fest, daß ihr bei Schuhen mit einer Ledersohle das Gehen bedeutend leichter fiel als mit einer Gummi- oder Kreppsohle. An Tagen, an denen das Zittern der Hände stärker war, schnitt sie ihr Frühstücks- bzw. Abendbrot ganz klein, um es besser essen zu können. Zum Trinken benutzte sie einen Strohhalm. Ihr Enkel schenkte ihr trotz anfänglich heftigen Widerstands einen Hund, damit »sie öfters spazierengehen muß und nicht einrostet«. Sie schloß das Tier schnell ins Herz und empfand es, entgegen anfänglicher Befürchtungen, nicht als Belastung, sich um den Hund kümmern zu müssen. Die täglichen Spaziergänge taten ihr sehr gut. Gerade an Tagen, an denen sie sich morgens steif und zerschlagen fühlte, kam sie dadurch besser in Schwung. Vom Altenheim war jetzt nicht mehr die Rede.

Augenerkrankungen

Alterssichtigkeit. Mit zunehmendem Alter kommt es zu einer Verhärtung der Linse im Auge, mit der Folge, daß das Auge die Fähigkeit zur Naheinstellung verliert: »Die Arme werden beim Zeitungslesen zu kurz«.

Eine Vorbeugung ist nicht möglich, die Störung kann jedoch durch eine Lesebrille meist vollständig kompensiert werden.

Grauer Star. Beim grauen Star tritt eine allmähliche Trübung der Linse des Auges auf. Charakteristisch bei dieser Erkrankung ist, daß der Betroffene in der Dämmerung besser als im Hellen sieht. Ist das Sehen aufgrund dieser Trübung stark eingeschränkt, erfolgt eine operative Entfernung der getrübten Linse. Im Anschluß daran wird eine Kunstlinse eingepflanzt. Die Operation dauert nicht länger als eine halbe Stunde. Die Ergebnisse sind ausgezeichnet, die Sehkraft meist deutlich gebessert.

Grüner Star. Der grüne Star wird durch zeitweise oder dauernd erhöhten Augeninnendruck hervorgerufen. Ursache ist in der Regel eine Abflußstörung von Wasser in der Augenkammer. Besteht über längere Zeit eine Erhöhung des Augeninnendruckes, kann dies zu einer erheblichen Beeinträchtigung des Sehens bis zu Erblindung führen. Die Behandlung erfolgt zuerst mit drucksenkenden Medikamenten. Gelingt unter der medikamentösen Therapie keine ausreichende Senkung, muß die Druckregulierung operativ erfolgen. Häufig weist der grüne Star keinerlei Symptome auf, bis es zu einer raschen Sehverschlechterung kommt. Dann ist es allerdings für eine Therapie meist zu spät. Dies läßt sich nur durch regelmäßige Kontrollen des Augendrucks beim Augenarzt verhindern. Auch der grüne Star gehört zu den Erkrankungen, bei denen man durch Vorsorgeuntersuchungen viel Unheil verhindern kann.

Ohrenerkrankungen

Schwerhörigkeit. Die Altersschwerhörigkeit betrifft etwa die Hälfte aller 75jährigen. Das Ausmaß des Hörverlustes unterliegt großen individuellen Schwankungen. Gewöhnlich sind zuerst die sehr hohen Frequenzen betroffen, die nicht das Sprachverständnis beeinträchtigen. Die ersten klinischen Symptome sind typischerweise Sprachverständigungsstörungen bei Hintergrundlärm, später auch in Ruhe. Die Betroffenen verstehen vor allem Menschen mit hoher Stimmlage schlecht. Das Richtungshören nimmt ebenfalls ab. Häufig wird die Altersschwerhörigkeit von einem störenden Ohrgeräusch begleitet. Den Hörverlust kann man teilweise mit einem Hörgerät beheben. Diese Hörhilfen sind mittlerweile fast einem kleinen Computer vergleichbar: Sie haben verschiedene Programme, um das Hören entsprechend den individuellen Hörverlusten möglichst optimal unterstützen zu können. Man sollte ein verordnetes Hörgerät tatsächlich benutzen, auch wenn es zu Anfang vielleicht durch die Verstärkung von unangenehmen Tönen oder Hintergrundlärm gewöhnungsbedürftig ist. Falscher Stolz ist beim Tragen bzw. Nichttragen eines Hörgerätes fehl am Platze. Ein Hörgerät ist etwa so zu bewerten wie eine Brille, und diese setzt man ja auch ohne Scheu auf. Es ist besser, als interessanter Gesprächspartner geschätzt zu werden, der eine Hörhilfe braucht, als in Gesellschaften isoliert dazustehen, weil andere aufgrund der Schwerhörigkeit glauben, sich ohnehin nicht mit einem unterhalten zu können.

Zahnerkrankungen

Schäden an Zähnen (Karies) und Zahnfleisch (Paradontose) nehmen im Alter zu. Ursache sowohl für Karies als auch für Paradontose sind Zahnbeläge, die durch Bakterien verursacht werden. Eine wirkungsvolle Vorbeugung ist möglich. Dazu gehört das regelmäßige Zähneputzen (vor allem nach den Mahlzeiten). Mit der Zahnbürste schwer erreichbare Zwischenräume können mit Zahnseide oder -hölzern gesäubert werden. Halbjährliche Kontrollen beim Zahnarzt sind empfehlenswert.

Die Zahnhygiene gilt auch für die sog. »dritten« Zähne, damit sich keine Entzündungen am Zahnfleisch oder Gaumen entwickeln. Auch schlecht sitzende Prothesen können Entzündungen auslösen. Die Kieferknochen verändern sich mit steigendem Lebensalter. Daran muß auch die Zahnprothese von Zeit zu Zeit angepaßt werden.

Chancen und Freiheiten im Alter

Biologisches Altern

Wir werden alle älter. Bestimmt ist jeder von uns schon einmal mit dem individuellen Altwerden konfrontiert worden. Es muß ja nicht unbedingt der angebotene Sitzplatz im Bus sein, der anzeigt, daß man als älterer Mensch angesehen wird, auch ein 35jähriger kann diese Erfahrung machen, wenn er z.B. im Sport von der Wettkampf- zur »Altherrenmannschaft« wechseln muß. Untrügliche Anzeichen des nahenden Alters sind die ersten grauen Haare oder das plötzliche Erkennen von Leistungsgrenzen, die bis dahin nicht vorhanden waren. Auch wenn der Alterungsprozeß jeden Menschen betrifft, so gibt es doch erhebliche individuelle Unterschiede, die mit zunehmendem Alter sogar noch größer werden.

Das chronologische Alter ist nicht gleichbedeutend mit dem biologischen. Es gibt viele ältere Menschen, die mit 70 Jahren noch aussehen wie 50, und andere wiederum wirken mit 50 Jahren schon wie Greise. Es ist vieles dran an dem Sprichwort: »Man ist so alt, wie man sich fühlt.« Neugier, Optimismus, Engagement, Flexibilität, Aktivität und Interesse sind wesentliche Eigenschaften, die jung halten (Abb. 11). Unter diesen Gesichtspunkten kann ein 30jähriger alt und ein 70jähriger jung sein. Dennoch macht das Alter vor niemandem halt. Die meisten Organe und Funktionen des Körpers unterliegen dieser Alterung, ohne daß dies jedoch krankhafte Bedeutung hat.

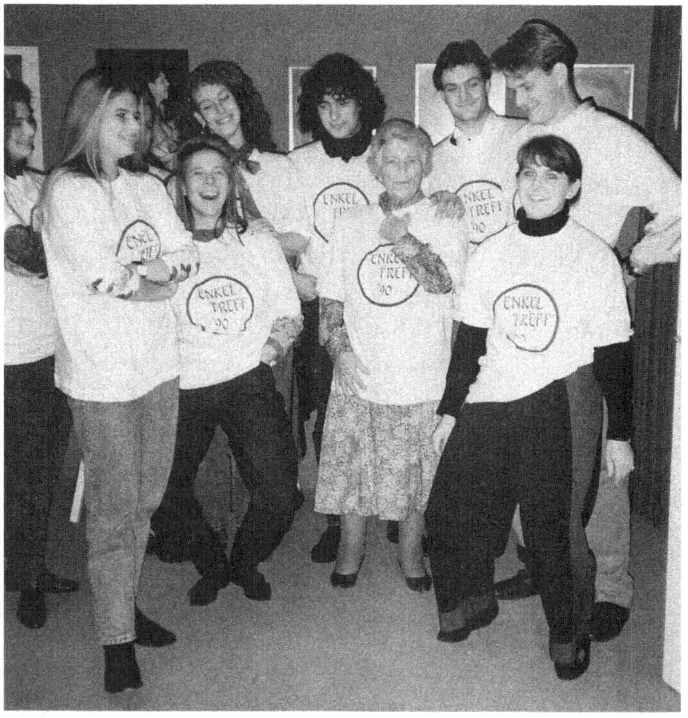

Abb. 11. Auch eine zahlreiche Familie kann jung halten.

Altersbedingte Veränderungen der Organfunktionen

- Hörverlust (besonders für höhere Frequenzen),
- Sehverschlechterung (insbesondere das Nahsehen),
- Verlangsamte Ausscheidung der Endprodukte des Stoffwechsels über die Nieren,
- Abnahme der Nervenleitgeschwindigkeit (Reaktionsvermögen!),
- Nachlassen der Muskelkraft,
- Reduktion des Herzschlagvolumens,
- Absinken der maximalen Pulsschlagrate,
- Abnahme der Lungenfunktion mit Rückgang der maximal möglichen Sauerstoffaufnahme.

Warum Lebewesen altern, ist eine zentrale Frage der modernen biologischen Alternsforschung. Um den Prozeß des Alterns zu erklären, gibt es zahlreiche Theorien, ohne daß eine für sich generelle Gültigkeit beanspruchen könnte. Grundsätzlich können zwei Hypothesen zum Altern unterschieden werden: Die eine geht davon aus, daß die maximale Lebensdauer einer Gattung von Lebewesen erblich vorherbestimmt ist. Der allmähliche Verlust von Zellfunktionen und schließlich der Zelltod wären also genetisch festgelegt. Als Beweis wird angeführt, daß von der menschlichen Rasse nachweislich niemand bisher älter als 115 Jahre geworden ist.

Eine zweite Hypothese besagt, daß sich im Laufe der Zeit mehr oder weniger zufällige Fehler bei der Verarbeitung von Informationen in der Zelle anhäufen und so zu Funktionsstörungen innerhalb der Zelle und der Organe führen. Diese Funktionsstörungen führen ebenfalls zu einem Zelltod, bei Absterben vieler Zellen gehen die Organe zugrunde, und das Lebewesen stirbt.

Übereinstimmung besteht darin, daß es wahrscheinlich eine einzelne Ursache des Alterns nicht gibt. Der Alternsprozeß wird vielmehr als Resultat von Wechselwirkungen zwischen inneren und äußeren Faktoren angesehen. Zu den inneren Faktoren zählt, die »genetische Mitgift«: Altgewordene Eltern und Großeltern sprechen für eine lange Lebenserwartung, angeborene Stoffwechselerkrankungen für eine kurze usw. Zu den äußeren Faktoren gehören die der Umwelt im weitesten Sinne und die der Lebensführung. An den genetischen Erbanlagen können wir wenig ändern, in der Regel auch nichts an den uns umgebenden Umweltbedingungen. Was wir jedoch beeinflussen können, ist die Art der Lebensführung. Wenn wir einige Grundregeln zur Lebensführung beherzigen und dies möglichst früh, erhöhen wir die Wahrscheinlichkeit, unsere vorgegebene Lebensspanne lange bei guter Gesundheit zu erleben.

Zu diesen Regeln gehören:
- eine vollwertige Ernährung,
- ausreichende Bewegung,
- geistige Regsamkeit,
- seelische Zufriedenheit,

- ein sinnvoller Rhythmus von Aktivität und Ruhe,
- Wechsel zwischen körperlicher und geistiger Aktivität,
- Beachtung der Grundfunktionen und Signale unseres Körpers.

In den folgenden Abschnitten wird auf diese einzelne Bereiche detaillierter eingegangen und entsprechende Ratschläge und Anregungen zur Umsetzung in die Praxis erteilt.

Vollwertige Ernährung

Eine vollwertige Ernährung ist für das körperliche und seelische Wohlbefinden wichtig. Eßbedingte Störungen und Krankheiten treten auch im Alter häufig auf. Steht bei den sog. jungen Senioren (bis 75 Jahre) die Überernährung im Vordergrund, so ist im höheren Alter die Fehl- oder Mangelernährung von Bedeutung. Aus zahlreichen Versuchen weiß man, daß richtige Ernährung eine Lebensverlängerung bewirken kann, und zwar um so mehr, je früher mit einer vollwertigen Mischkost begonnen wurde. Um sich gesund ernähren zu können, sind einige Grundkenntnisse über unsere Nahrung, deren Zusammensetzung und ihre Wirkung auf unseren Körper notwendig.

Unsere Nahrung setzt sich aus drei Hauptnährstoffen zusammen: Kohlenhydrate, Eiweiß und Fette. In diesen Nährstoffen ist die Energie enthalten, die der Organismus zur Aufrechterhaltung seiner Lebensfunktionen braucht. Diese Energie wird in Kilokalorien (kcal, meist einfach als Kalorien bezeichnet) gemessen, neuerdings auch in Kilojoule (kJ). Es ist besser, die Energie- bzw. Kalorienzufuhr auf 5 kleinere Mahlzeiten zu verteilen als auf 3 große. Eine Aufteilung des Tagesbedarfs nach folgendem Muster ist dabei ratsam:

Frühstück 25%
2. Frühstück 5–10%
Mittagessen 30%
Zwischenmahlzeit 5–10%
Abendessen 25–30%

Prof. Schlierf, der frühere Präsident der Deutschen Gesellschaft für Ernährung und zudem ein bekannter Altersforscher, führt zum Nährstoffbedarf im Alter folgendes aus: »Die Zufuhr von Eiweiß, Vitaminen und Mineralstoffen soll im wesentlichen derjenigen Jüngerer ähneln. Ein wichtiger Unterschied zwischen Älteren und Jüngeren besteht im Energiebedarf, der im Alter sowohl in Ruhe (geringere Muskelmasse) als auch bei Belastung (geringere Belastbarkeit) niedriger liegt. Die geringere Energiemenge beim älteren Menschen (Männer 1900 kcal, Frauen 1700 kcal) soll jedoch nicht durch Verringerung von zugeführter Eiweißmenge erzielt werden.«

Der Tagesbedarf an Eiweiß beträgt in jedem Lebensalter etwa 1 g pro kg Körpergewicht. Dies entspricht einem Eiweißanteil an der Kalorienzufuhr von 13–15%. Der Rest entfällt auf die Fette mit 25–30% und die Kohlenhydrate mit 55–60%.

Eiweiße. Hauptlieferanten für die Eiweißversorgung sind Lebensmittel tierischen Ursprungs. Aber auch pflanzliche Lebensmittel enthalten Eiweiß, allerdings in geringeren Mengen. Tierisches und pflanzliches Eiweiß sollte zusammen genossen werden, da es sich in seiner Zusammensetzung sinnvoll ergänzt.

Folgende Lebensmittel sind geeignet:

- Milch und Milchprodukte: alle Milch-, Quark- und fettarmen Käsesorten;
- Fleisch und Fleischzubereitungen: fettarme Sorten sollten bevorzugt werden;
- Fisch: alle Fischarten; in der Regel sind die fettärmeren zu bevorzugen, jedoch zwischendurch auch einmal fettreichere Sorten (z.B. Aal) wegen der Vitamin-A-Versorgung;
- Eiklar: ist unbeschränkt zu verwenden (nicht jedoch das Eigelb, das sehr cholesterinreich ist!).

Die Eiweißqualität der Nahrung kann man durch Kombination mit pflanzlichen Lebensmitteln erhöhen:

- Kartoffeln mit Quark,
- Kartoffelbrei mit Eiereiweiß,
- Omelett mit Salzkartoffeln,
- Spiegelei mit Bratkartoffeln,
- Hülsenfrüchte (nicht bei Gicht) mit Kartoffeln oder Nudeln.

Kohlenhydrate. Hauptlieferanten für Kohlenhydrate sind Stärke und Zucker. Sie sind enthalten in Kartoffeln, Teigwaren sowie in allen Süßigkeiten und Obst. Jede Art von Zucker, auch Trauben- und Fruchtzucker, wird sehr schnell ins Blut aufgenommen. Dies ist für den älteren Menschen nicht günstig, denn die Regulationsfähigkeit für den Zuckerstoffwechsel verlangsamt sich im höheren Lebensalter.

Zucker, der im Körper nicht zur Energiegewinnung verwendet wird, wird in Fett umgewandelt und als solches abgelagert. Daher ist eine Einschränkung beim Genuß stark zuckerhaltiger Nahrungsmittel (Süßigkeiten, Kuchen, zuckerhaltigen Getränken) geboten. Zu bevorzugen sind statt dessen stärkehaltige Nahrungsmittel, da Stärke im Darm nur langsam in ihre (Zucker-) Bestandteile zerlegt wird und der Blutzuckerspiegel dadurch keinen starken Schwankungen unterliegt.

Nach neueren Untersuchungen hat der Verzehr von frischem Obst und grüngelbem Gemüse (Broccoli, Blumen- und Rosenkohl) zudem eine Schutzfunktion vor Darmkrebs.

Geeignete Nahrungsmittel zur Kohlenhydratzufuhr sind:

- Kartoffeln,
- dunkle Brotsorten,
- Reis (insbesondere Naturreis),
- Getreideprodukte wie Grieß und Graupen, Hafer- und andere Flocken,
- Hülsenfrüchte (nicht bei Gicht),
- frisches Gemüse (und Gemüsesäfte), Salate,
- frisches Obst.

Fette. Fette und Öle sind sehr kalorienreich. Daher ist ihre Menge von vorneherein zu beschränken – insgesamt auf 60–70 g pro Tag. Dabei ist jedoch neben dem »sichtbaren« Fett (dem Streich- und Kochfett) auch das versteckte Fett in den Lebensmitteln zu berücksichtigen. Viele Lebensmittel enthalten große Mengen dieser versteckten Fette (daher sind sie im folgenden unter »weniger geeignet« aufgeführt). Bei ihrer Verwendung bleiben zum Kochen und aufs Brot nur geringe Mengen Fett zusätzlich übrig.

Dagegen sollten in jedem Fall wertvolle Fette mit einem hohen Gehalt an ungesättigten Fettsäuren verwendet werden. Diese ungesättigten Fettsäuren senken den Cholesterinspiegel im Blut und vermindern damit das Risiko für Herzinfarkt, Bluthochdruck, Arteriosklerose und Durchblutungsstörungen.

Geeignet: linolsäurereiche Margarine, Keimöle (z.B. Maiskeimöl), Sonnenblumenöl, Distelöl.
Weniger geeignet: tierische Fette wie Schmalz, Speck, Butter (ausgenommen als Brotaufstrich), von den pflanzlichen Fetten Kokosfett und Olivenöl. Viele Wurstsorten, fettreicher Käse, fettreiche Backwaren und Süßigkeiten (Schokolade und Pralinen).

Cholesterin. Zu den Fetten gehört ebenfalls das Cholesterin, das von tierischen Organismen hergestellt wird und deshalb auch nur in tierischen Nahrungsmitteln vorkommt. Cholesterin ist ein wichtiger Stoff; es dient zum Aufbau von Zellstrukturen sowie zur Bildung von Hormonen und Gallensäuren. Der menschliche Organismus ist in der Lage, den körpereigenen Bedarf an Cholesterin selbst herzustellen (sog. endogenes Cholesterin). Mit der Nahrung werden je nach Anteil an tierischen Nahrungsmitteln durchschnittlich 700 mg Cholesterin zusätzlich zugeführt. Dieses Überangebot kann zu einer Erhöhung des Blutcholesterinspiegels mit einer Gefährdung für Herzinfarkt, Bluthochdruck und Durchblutungsstörungen führen. Die Deutsche Gesellschaft für Ernährung empfiehlt daher, die Nahrungszufuhr an Cholesterin auf 300 mg pro Tag zu beschränken (dies entspricht einem Hühnerei!). Bei Patienten mit erhöhtem Blutcholesterinspiegel ist dies die erste therapeutische Maßnahme.

Andere Nahrungsstoffe. Neben diesen Hauptbestandteilen gibt es noch eine Reihe wichtiger Stoffe in der Nahrung, die zwar keine Energie liefern, jedoch für Aufbau und Funktion des Organismus von großer Bedeutung sind: Vitamine, Mineralstoffe und Spurenelemente.

Die *Vitamine* können vom menschlichen Organismus nicht selbst hergestellt werden, es sind daher lebensnotwendige (sog. essentielle) Nährstoffe. Sie werden für die biochemischen Reaktionen im Organismus benötigt, allerdings nur in kleinen Mengen. Insbesondere frisches Obst und Gemüse sind reich an Vitaminen.

Die *Mineralstoffe* sind zum Aufbau von Knochen, Bindegewebe und Zähnen, aber auch für die

Zellvorgänge notwendig. Zu diesen Stoffen zählen Kalzium, Phosphor, Natrium, Kalium, Magnesium, Chlor und Schwefel. Neben diesen Mineralstoffen gibt es noch eine Reihe anderer anorganischer Stoffe, die der menschliche Organismus für seinen Stoffwechsel benötigt. Zum Teil sind diese Stoffe noch nicht alle bekannt. Beispiele lebensnotwendiger *Spurenelemente* sind Eisen, Jod, Kupfer, Zink und einige andere mehr. Mineralstoffe und Spurenelemente finden sich in Mineralwässern, Getreide, Obst, Gemüse, Milch und Milchprodukten sowie Fleisch oder werden als Kochsalz (Natrium und Chlor) zugeführt.

Mit der pflanzlichen Nahrung werden Bestandteile aufgenommen, die für die normale Darmfunktion und geregelten Stuhlgang von außerordentlicher Bedeutung sind, die *Ballaststoffe*. Ballaststoffe sind unverdauliche Nahrungsbestandteile, wie z.B. Zellulose. Sie können nicht in das Blut aufgenommen werden, im Gegenteil, sie binden Flüssigkeit im Darm. Diese Aufquellung löst Dehnungsreize aus, die die Darmbewegungen fördern und zu einer Beschleunigung des Darmtransports führen. Viel Ballaststoffe sind in Getreide, Obst und Gemüse enthalten.

Wasserhaushalt. Zur optimalen Wirkungsentfaltung der Ballaststoffe muß mit dem Essen ausreichend *Flüssigkeit* aufgenommen werden. Normalerweise wird der Wasser- und Flüssigkeitsbedarf vom Durstgefühl reguliert. Dieses steht wiederum im Zusammenhang mit der Natrium- bzw. Kochsalzaufnahme. Im Alter nimmt jedoch das Durstgefühl ab. Es ist daher wichtig, daß man auf eine ausreichende Flüssigkeitszufuhr achtet, auch wenn man keinen Durst hat. Täglich verliert der menschliche Organismus über die Ausscheidung von Harn und Stuhl, aber auch über Haut und Lungen mindestens 2 l Wasser. Dieser Verlust muß ausgeglichen werden. Bei der normalen Nahrungszufuhr kann der Organismus etwa 700 ml Wasser aus den festen Nahrungsbestandteilen gewinnen. Der Rest muß durch reine Wasser- bzw. Flüssigkeitsaufnahme ausgeglichen werden. Die optimale Zufuhr liegt bei etwa 2–2,5 l täglich.

Der tägliche Bedarf an *Kochsalz* für Erwachsene wird in unseren Breiten mit 3 g angegeben. Tatsächlich werden jedoch aufgrund der Verzehrsgewohnheiten in Deutschland etwa 15–20 g Kochsalz (Natriumchlorid) aufgenommen. Dies kann zu einer übermäßigen Bindung von Wasser im Körper mit Einlagerung von Flüssigkeit in den Beinen führen, bei vorbestehender Herzmuskelschwäche auch im Bauchraum oder in der Lunge. Ein Teil der Bevölkerung reagiert auf übermäßige Kochsalzzufuhr außerdem mit einer Erhöhung des Blutdrucks. Bei diesen Personen ist deshalb die Zufuhr von Kochsalz einzuschränken. Würzen kann man die Speisen auch mit Kräutern!

Überernährung

Eine Reihe von Erkrankungen, wie z.B. Bluthochdruck, Gicht, Arteriosklerose (Gefäßverkalkung) und Zuckerkrankheit wird mit der Überernährung in Zusammenhang gebracht. Wer an solchen Erkrankungen leidet und übergewichtig ist, für den stellt sich die medizinisch begründete Notwendigkeit zum Abnehmen. Längst nicht alle übergewichtigen Menschen sind jedoch krank; sie brauchen sich daher auch keiner Diät zu unterziehen, es sei denn, sie fühlen sich nicht wohl in ihrer Haut.

Wer die Tagespresse regelmäßig liest oder Zeitschriften aufmerksam durchblättert, stößt immer auf Artikel oder Anzeigen über bestimmte Diätformen, die ein Abnehmen ohne Mühe versprechen. Davon ist in der Regel nicht viel zu halten. Solche Diäten sind meist in der Nährstoffzusammensetzung unausgewogen bis extrem einseitig und führen nur zu einer kurzfristigen Gewichtsabnahme. Die anfänglich oft sehr beeindruckende Gewichtsreduktion beruht in erster Linie auf einer Flüssigkeitsausschwemmung. Wie meine langjährigen Erfahrungen in einer speziellen Diätsprechstunde gezeigt haben, sind diese einseitigen Ernährungsformen auch nur kurzfristig anwendbar, da dieses Essen nach kurzer Zeit nicht mehr schmeckt. Wer längerfristig abnehmen will, muß nicht nur etwas an seinen Verzehrgewohnheiten ändern, sondern sich auch fragen, warum er bisher zuviel und falsch gegessen hat.

Das *Falsch-Essen* beruht in der Regel auf mangelndem Wissen über unsere Ernährung. Eine eingehende Ernährungsberatung bei geschultem Diätpersonal ist daher am Anfang einer Ernährungsumstellung ratsam. Basis dieser Schulung ist in der Regel ein Ernährungsprotokoll über die eigenen Verzehrgewohnheiten, das man über eine Woche durchführt und dann zur weiteren Beratung mitbringt. Das Ernährungsprotokoll zeigt, welche besonders kalorienhaltigen Nahrungsmittel man zu sich nimmt, welche Nahrungsbestandteile z.B. versteckte Fette enthalten, wie oft man etwas ißt usw. Daraus lassen sich meist einfache Vorschläge zur Kalorienreduktion ableiten, ohne gleich eine komplette Nahrungsumstellung vornehmen zu müssen. Die beste Diät ist »FdH«!

Eine Ernährungsberatung führen beispielsweise die Krankenkassen durch, dort sind auch Broschüren erhältlich. Informationsmaterial versendet zudem die Deutsche Gesellschaft für Ernährung (Anschrift im Anhang).

Das *Zuviel-Essen* ist häufig nur ein Symptom für tieferliegende psychische Probleme. Vor jedem Abnahmeversuch sollte deshalb ein intensives Gespräch mit einem psychotherapeutisch geschulten Arzt stehen, der in dieser Richtung entsprechende Ratschläge erteilen kann und, falls der Bedarf besteht, eine die Ernährungsumstellung begleitende Therapie vermitteln kann. In vielen Städten und Gemeinden gibt es mittlerweile auch Selbsthilfegruppen (z.B. Weight Watchers, Aktionskreis Eß- und Magersucht, Overeaters Anonymous), in denen sich sog. Eßsüchtige regelmäßig treffen, über ihre Probleme reden und sich gegenseitig helfen (Anschriften im Anhang).

Fehl- und Mangelernährung

Im höheren Lebensalter (über 75 Jahre) ist die Fehl- und Mangelernährung häufiger als die Überernährung. Besonders gefährdet sind bestimmte Risikogruppen, etwa alleinstehende Männer und Personen mit niedrigem Einkommen. Weitere Risikofaktoren sind Vereinsamung, Desinteresse, verminderte geistige Leistungsfähigkeit und mangelnde Bewegungsfähigkeit. Von der Mangelversorgung besonders betroffen sind Vitamin A, einige Vitamine der B-Gruppe, Vitamin C und D sowie Kalzium. Abnehmende Widerstandskraft, Störungen der Blutbildung, aber auch Verwirrtheit und schnelle Abnahme der geistigen Leistungsfähigkeit können Zeichen von Nährstoffmängeln sein. Da im Alter oft der Appetit nachläßt, ist es wichtig, das Essen schön anzurichten. Eine warme Mahlzeit am Tag ist empfehlenswert. Auf tägliche Zufuhr von Milch und Milchprodukten (Kalzium und Vitamin D) sowie frischem Obst und Gemüse (Vitamine) ist zu achten. Zusätzlich besteht die Möglichkeit, die Ernährung mit kalorienreicher sog. Sondenkost anzureichern. Diese Kost ist in Apotheken erhältlich. Es handelt sich dabei um Flüssignahrung, die reich an Kalorien, Vitaminen und Mineralstoffen ist. Sie ist in verschiedenen Geschmacksrichtungen im Handel und kann z.B. in Soßen oder Nachspeisen gemischt oder als Trinknahrung verwendet werden.

Wer alleinstehend ist und sich nicht selbst kochen will, kann z.B. »Essen auf Rädern« beziehen. Die Mahlzeiten werden dann täglich angeliefert und müssen zu Hause nur noch aufgewärmt werden. Bei der Menüauswahl können verschiedene Diätformen berücksichtigt werden.

Genußgifte

Die schädigende Wirkung des übermäßigen *Alkoholkonsums* auf die Leber ist allgemein bekannt. Regelmäßige Alkoholzufuhr führt zu Veränderungen in der Leber mit Verfettung, Entzündung und Bindegewebevermehrung. Am Ende steht eine Leberzirrhose. Daneben kann übermäßiger Alkoholkonsum auch zu Entzündungen der Magen-Darm-Schleimhaut und der Bauchspeicheldrüse führen. Die schädigende Grenze des Alkoholkonsums ist individuell verschieden und kann bereits bei 20 g reinen Alkohols pro Tag (das entspricht etwa 1/4 l Wein) liegen. Es gibt aber auch Personen, die 100 g Alkohol pro Tag ohne organschädigende Wirkung trinken können. Gegen 1–2 Gläser Bier oder Wein ist vom gesundheitlichen Standpunkt aus nichts einzuwenden, sofern dies nicht täglich geschieht und keine Vorschädigung an Leber und Bauchspeicheldrüse vorliegt. Hochprozentige Alkoholika (z.B. Schnäpse, Weinbrand) sind jedoch aus ärztlicher Sicht strikt abzulehnen. Wenn Sie Probleme mit Ihrem Alkoholkonsum haben, scheuen Sie sich nicht, mit Ihrem Hausarzt darüber zu sprechen! Kontaktadressen von Selbsthilfegruppen finden sich im Lokalteil der Zeitungen oder sind über die Zentralstellen erhältlich: Anonyme Alkoholiker, Blaues Kreuz (Anschriften im Anhang).

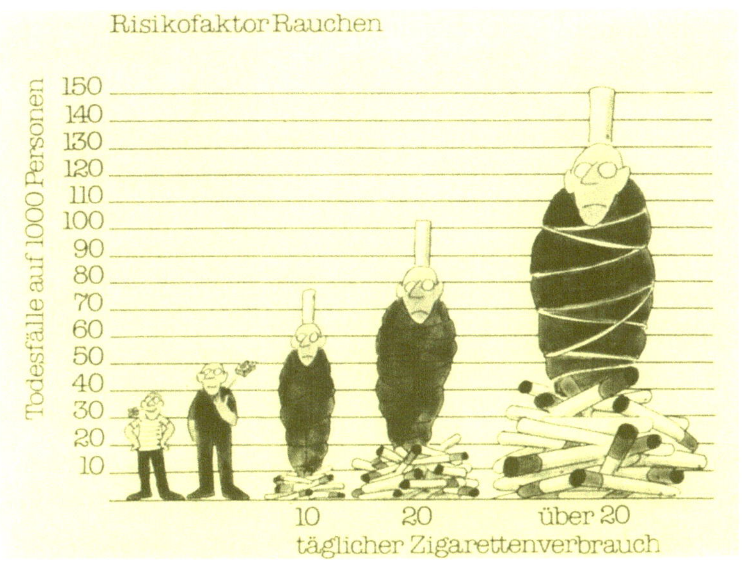

Abb. 12. Rauchen gefährdet die Gesundheit.

Die gefäßschädigende Wirkung des *Nikotins* ist unbestritten (Abb. 12). Bereits der Genuß von 5–10 Zigaretten pro Tag führt zu einer Verkalkung der Arterien, ein typisches Beispiel stellt das sog. Raucherbein (s. S. 56) dar. Hier treten Ablagerungen in den Gefäßen der Beine auf. Die herabgesetzte Blutversorgung führt zu Schmerzen, anfänglich nur beim Laufen unter Belastung, später jedoch auch in Ruhe. Im Endstadium kann die Durchblutung so weit herabgesetzt sein, daß eine Amputation notwendig wird. Neben dieser schädigenden Wirkung auf die Gefäße wird der Tabakgenuß zudem mit Krebs im Mund-Rachen-Raum sowie mit bestimmten Formen des Lungenkrebses in Verbindung gebracht. Vom Rauchen ist daher dringend abzuraten! Untersuchungen haben gezeigt, daß sich ein Großteil der schädigenden Wirkungen bereits innerhalb von Wochen bzw. Monaten zurückbilden und Exraucher bereits nach 1–5 Jahren in ihrem Gesundheitszustand wieder mit Nichtrauchern vergleichbar sind. Dies gilt natürlich nur für diejenigen, die mit dem Rauchen aufgehört haben, bevor sog. irreversible (d.h. nicht mehr rückgängig zu machende) Schäden an Lunge und Gefäßen aufgetreten sind. Auch mit 70 Jahren ist es noch nicht zu spät, Nichtraucher zu werden!

Ernährungstips

1. Auch mit Maß macht Essen Spaß
   Wenn Sie übergewichtig sind, müssen Sie Ihre Ernährung nicht grundsätzlich umstellen. Warum sollten Sie auf Dinge verzichten, die Sie seit Jahrzehnten gerne essen? Oft reicht es, wenn Sie von sehr kalorienhaltigen Speisen einfach weniger essen oder sie durch ähnlich schmackhafte kalorienreduzierte Nahrungsmittel ersetzen. Der Weg des »FdH« ist erfolgversprechender als eine grundsätzliche Umstellung der Ernährung, die ohnehin nicht dauerhaft durchgehalten wird.
2. Frisches Obst und Gemüse
   Reichern Sie Ihre tägliche Ernährung mit Frisch- und Rohkost an (rohes Obst, rohe Salate, rohes Gemüse). Die Frischkost enthält die meisten Vitamine und Mineralstof-

fe sowie Spurenelemente. Die in den Nahrungsbestandteilen enthaltenen Ballaststoffe sorgen für eine regelmäßige Verdauung.

3. Regelmäßig und öfter essen
   Sie sollten mäßig, aber regelmäßig speisen: Mehrere kleine Mahlzeiten sind günstiger als 2 oder 3 große Mahlzeiten, die sehr kreislauf- und stoffwechselbelastend sind. Eine warme Mahlzeit täglich ist empfehlenswert. Nehmen Sie sich zum Essen Zeit.
4. Trinken nicht vergessen
   Achten Sie stets auf eine ausreichende Flüssigkeitszufuhr, auch zum Essen. Das anzustrebende Maß liegt bei 2–2,5 l täglich. An heißen Sommertagen oder nach schweißtreibenden Arbeiten sollte noch mehr getrunken werden. Am besten geeignet sind Mineralwässer, Tee, Kaffee sowie Obst- und Gemüsesäfte. Alkoholische Getränke zur Durstlöschung vermeiden!
5. Geselligkeit
   Wenn Sie alleinstehend sind und es sich finanziell leisten können, sollten Sie sich öfter mal einen Besuch in einem Restaurant gönnen. Viele Lokale haben einen preiswerten Mittagstisch, und es gibt Seniorenmenüs. Man kommt unter die Leute und dies ist nicht zuletzt auch dem Appetit förderlich. Warum nicht auch einmal Bekannte, Freunde oder Verwandte zum Essen einladen?

6. Das Auge ißt mit
   Gerade wenn Sie untergewichtig sind und unter mangelndem Appetit leiden, sollten Sie Mühe darauf verwenden, das Essen schön herzurichten. Nehmen Sie sich nur kleine Portionen, aber dafür mehrmals. Reichern Sie sich die Speisen mit kalorienreicher Zusatznahrung (z.B. im Nachtisch oder in Soßen) an. Versuchen Sie doch einmal Kakao mit Sahne anstatt mit Milch!

Körperliche Aktivitäten – Sport im Alter

Ausreichende körperliche Bewegung ist gerade im Alter notwendig, damit man die Anforderungen des Alltags bewältigen kann. Sportliche Betätigung kann normale Alternsprozesse, wie höhere Ermüdbarkeit und längere Regenerationszeiten, abnehmende konditionelle und koordinative Fähigkeiten, bis zu einem gewissen Maß ausgleichen. Gerade wenn man an sich ein Nachlassen der körperlichen Leistungsfähigkeit bemerkt, ist es notwendig, sich körperlich zu fordern und nicht etwa Schonung aufzuerlegen: Schonung bewirkt eine Beschleunigung des Abbaus. »Fördern durch fordern« ist hier das richtige Rezept, oder anders ausgedrückt: »Wer rastet, der rostet«. Sportliche Aktivitäten des älteren Menschen dienen deshalb vor allem der Gesundheit, sich etwas Gutes zu tun, Beschwerden zu verringern, den Körper fit zu halten. Falscher Ehrgeiz und Leistungsdenken sind fehl am Platze. Es ist nicht notwendig, mit 20 Jahre jüngeren Sportlern Schritt zu halten. Auch beim Ausdauersport sollte die Devise gelten: »Lächeln statt Hecheln«.

Bei der Frage nach der Art des Sportes, die ein älterer Mensch betreiben kann, muß unterschieden werden zwischen denen, die lebenslang Sport getrieben haben, den Wiederbeginnern und den Neubeginnern. Bei den lebenslang Sporttreibenden ist die Sache einfach, ebenso bei den Wiederbeginnern. Hier kann man versuchen, an seine sportlichen Aktivitäten in der Vergangenheit anzuknüpfen. Bevor man jedoch mit dem Sport anfängt, ist es ratsam, seinen Hausarzt aufzusuchen. Dieser kann nach gründlicher Untersuchung von Herz, Kreislauf und Bewegungsapparat raten, welche Sportarten besonders geeignet sind. Das gleiche gilt für die Neubeginner.

Im Prinzip gibt es zwei Wege zum Sport: Zum einen den Sport in der Gruppe. Hier kann ein entsprechend ausgebildeter Sportlehrer oder Übungsleiter auf die individuelle Ausgangslage Rücksicht nehmen. Die Sportmöglichkeiten können durch Gruppenspiele und andere Aktivitäten variabler gestaltet werden. Bestimmte Mannschaftsspiele werden in ihren Regeln modifiziert, z.B. Volleyball mit höherem Netz und ohne Schmettern und Blocken.

Nicht zu unterschätzen sind die sog. psychosozialen Wirkungen im Verein: Die meisten Sporttreibenden erfahren eine Selbstbestätigung in der Gemeinschaft. Die Gruppe kann zu einer wichtigen Stütze und Hilfe heranwachsen. Die gemeinsamen Sportstunden nehmen einen wichtigen Stellenwert im Tages- oder Wochenablauf älterer Menschen ein. Nicht selten entwickeln sich daraus gemeinsame Aktivitäten über die Sportstunden hinaus.

Prinzipiell ist es natürlich auch möglich, eigene Erfahrungen mit Sport zu Hause und privat zu sammeln. Hier ist es jedoch besonders wichtig, sich vorher einem Test der körperlichen Leistungsfähigkeit unterzogen zu haben, sich ausgiebig mit seinem Trainingsprogramm zu beschäftigen und die Trainingsanforderungen nur sehr langsam zu steigern. Dieser Weg ist für ältere Sporttreibende, die neu oder wiederbeginnen, zumindest anfangs *nicht* geeignet. Die Erfahrung zeigt nämlich, daß gerade sportlich bis dahin Inaktive ihre Leistungsfähigkeit überschätzen und sich überfordern. Hier ist der Start in den Sport unter der fachkundigen Anleitung eines Übungsleiters sinnvoller.

Die ideale Lösung stellt die Kombination beider Wege dar. Ein Minimalprogramm könnte darin bestehen, einmal in der Woche Gruppensport zu betreiben und zweimal ein Heimprogramm von wenigstens je 20 min durchzuführen. Die Verknüpfung hat den Vorteil, daß durch Motivation und Animation in der Gruppe nicht nur ein angenehmer Anschluß an Gleichgesinnte, sondern auch eine Eigenkontrolle möglich wird. Von der Ausgangszeit des Minimalprogramms ist eine Steigerung auf 2 Gruppenstunden und eine tägliche Aktivität von 20 min zu Hause relativ einfach möglich. Welche Sportart betrieben werden kann, hängt von den eigenen früheren Erfahrungen mit Sport ab, den jetzigen Beschwerden und natürlich auch den Möglichkeiten, die sich am Wohnort ergeben. Da der

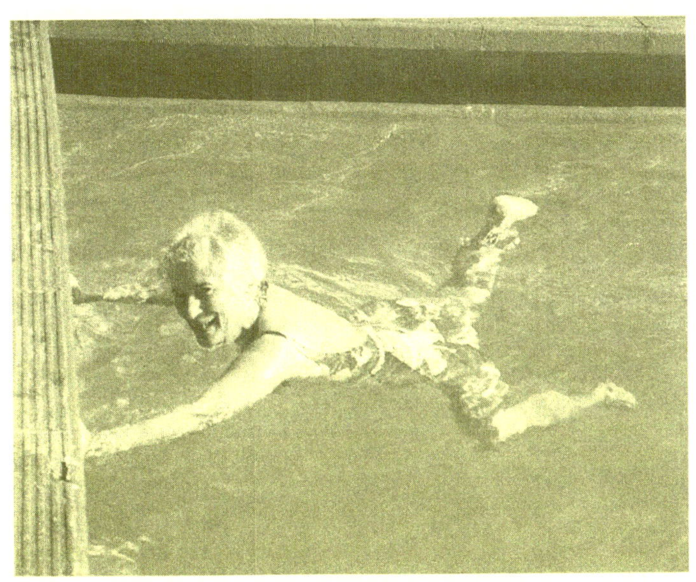

Abb. 13. Mit 80 Jahren noch regelmäßig im Schwimmbad.

gesundheitliche Aspekt bei Sport im Alter im Vordergrund steht, eignen sich besonders Ausdauersportarten, wie Skilanglauf, Joggen, Wandern, Schwimmen (Abb. 13) und Radfahren als Sport, aber auch andere Sportarten, etwa Tennis und Tanzen (Abb. 14). Eingeschränkt sind auch Golf und Kegeln geeignet.

Bestehen Probleme mit den Gelenken oder dem Rücken, leidet man an Osteoporose oder Übergewicht, dann können Sportformen empfohlen werden wie Hockergymnastik, Wassergymnastik, Schwimmen und Radfahren.

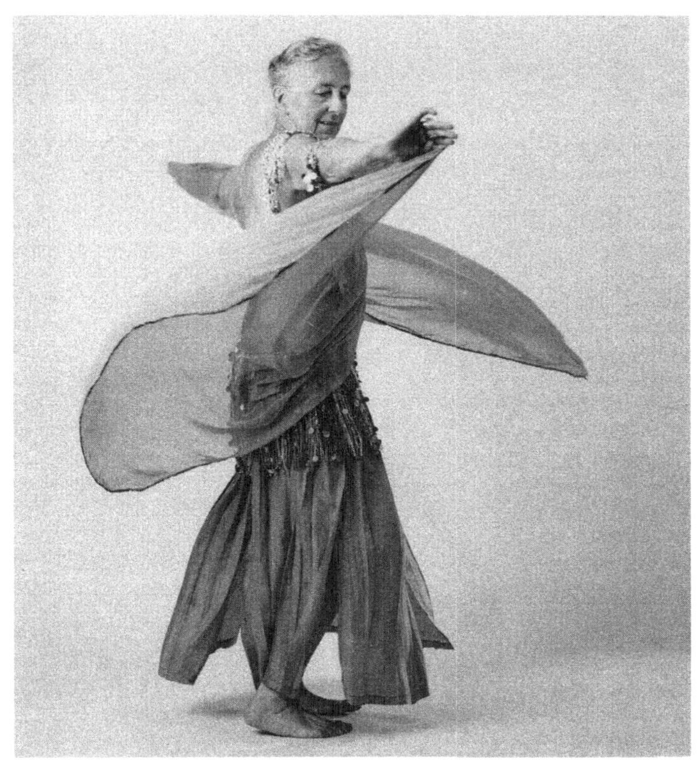

Abb. 14. Orientalischer Tanz – sie ist mit über 70 noch dabei.

Wo findet man eine Sportgruppe

Die Anzahl von Sportanbietern hat sich in den letzten Jahren deutlich verstärkt. Die Turnerbunde und mehrspartigen Sportvereine stellen noch immer den Hauptteil des Angebotes, erreichen aber in erster Linie ehemalige Sportler und Dauersportler. Neue Initiativen haben das Rote Kreuz, die Volkshochschulen, die Krankenkassen und Selbsthilfegruppen ins Leben gerufen. Die Angebote finden sich oft im Lokalteil der Zeitung.

Der Sport hilft, die Mobilität zu erhalten und damit den Willen, die eigene Unabhängigkeit zu wahren, den Aktionsradius beizubehalten und die Handlungsfähigkeit sogar zu erhöhen. Die körperliche Leistungsfähigkeit nimmt bereits nach kurzer Zeit des regelmäßigen Sporttreibens im Vergleich zu einer Gruppe gleichaltriger bewegungsfauler Menschen stark zu. Daneben lassen sich positive Auswirkungen auf Gedächtnis und Konzentrationsfähigkeit als Folge einer verbesserten Sauerstoffversorgung des Gehirns feststellen. Nicht zu unterschätzen sind die neu gewonnenen sozialen Kontakte durch den Sport in der Gruppe (z.T. hautnah), der Spaß, die Anerkennung und die Geselligkeit (Vereinsabende, Ausflüge, Grillfeste etc.). All dies führt nach übereinstimmenden Aussagen derjenigen, die regelmäßig Sport treiben, zu einer Anhebung des subjektiven Wohlbefindens und einer Besserung der gesundheitlichen Verfassung.

Fast alle älteren Menschen, die den Sport (wieder) aufgenommen haben, üben ihn auch regelmäßig aus. Selbstverständlich kann man auch einen Teil der positiven Auswirkungen des Sports durch andere körperliche Aktivitäten, z.B. Gartenarbeit oder handwerkliche Tätigkeiten, erreichen. Wichtig ist es nur, den ersten Schritt zu tun, und dies möglichst bald. Man sollte keinesfalls das Älterwerden als »sich zur Ruhe setzen« mißverstehen.

Kontakte: Sport für betagte Bürger, Deutscher Behinderten-Sportverband, Bundesverband Seniorentanz (Anschriften im Anhang).

Trimm-Tips

1. Sport kann man in jedem Alter (wieder-) beginnen.
2. Sprechen Sie vor Beginn mit Ihrem Arzt. Er führt eine Belastungsuntersuchung durch und kann Sie entsprechend beraten.
3. Besonders geeignete Sportarten für gesunde Ältere sind: Joggen, Wandern, Schwimmen, Radfahren, Gymnastik, Skilanglauf, Tennis, Tanzen, Golf, Kegeln und Ballspiele mit modifizierten Regeln.
4. Sport soll Spaß machen, Ehrgeiz ist fehl am Platze. Die Belastung sollte so gewählt sein, daß man sich noch unterhalten könnte (es aber nicht tut!). Der ideale Trainingspuls liegt zwischen 200 minus Lebensalter und 170 minus Lebensalter über mindestens 5 min (Beispiel für einen 70jährigen: 200 –

70 = 130, 170 - 70 = 100, d.h. Trainingspuls zwischen 100 und 130).

5. Sport ist im Verein am schönsten. Neben dem körperlichen Training spielt hier der soziale Aspekt eine große Rolle: Geselligkeit, ehrenamtliche Aufgaben und Anerkennung in der Gruppe.

Sexualität im Alter

Eines der letzten Tabuthemen unserer Zeit ist die Sexualität im Alter. In einer auf Jugendlichkeit ausgerichteten Gesellschaft erscheint die Beschäftigung mit der späten Sexualität in den Medien wenig attraktiv und wird in der Öffentlichkeit meist totgeschwiegen. Hinzu kommt, daß die betroffenen Menschen selbst in einer Zeit groß geworden sind, wo man über solche Dinge nicht sprach.

Die Bevölkerung der USA steht diesem Thema aufgeschlossener gegenüber. In einer Studie des Nationalen Meinungsforschungsinstituts an der Universität Chicago wurden 5700 ältere Menschen befragt. Mehr als 1/3 der über 60jährigen Ehepaare gab an, mindestens einmal in der Woche Sex zu haben, bei den über 70jährigen waren es noch über 10%. Die meisten der sexuell aktiven Ehepaare waren der Ansicht, daß sie auch sonst ein aufregendes Leben führten. Die Studie weist darauf hin, daß die zufriedensten Männer und Frauen in der Untersuchung diejenigen waren, die das Thema Sex auch nach Ihrem 60. Geburtstag nicht zu den Akten legten.

Kein Zweifel besteht an der Tatsache, daß das sexuelle Verlangen bei Mann und Frau bis hin ins hohe Alter bestehen bleiben kann. Im Laufe des Lebens treten jedoch einige körperliche Veränderungen ein. Mit dem Nachlassen der Hormonproduktion in den Wechseljahren ändert sich auch das Geschlechtsleben: Alles geht langsamer vor sich. Auch wenn Frauen Lust verspüren, mit ihrem Partner zu schlafen, dauert es z.B. länger, bis die Schleimabsonderung stärker wird, um eine bessere Gleitfähigkeit in der Scheide zu bewirken. Dies ist ein ganz normaler Vorgang. Man sollte sich deshalb in solchen Fällen nicht scheuen, ein entsprechendes Gleitmittel zu Hilfe zu nehmen, um den Geschlechtsverkehr zu erleichtern.

Auch Männer durchleben sog. Wechseljahre mit einem Nachlassen der Hormonproduktion. Es kommt zu einer verzögerten Erektion des Penis, das Erreichen des Orgasmus braucht mehr Zeit, ebenso die Erholungsphase. Ursachen für Erektionsstörungen beim Mann können z.T. auf Durchblutungsstörungen beruhen, die nicht behebbar sind (z.B. bei Rauchern), z.T. aber auch durch Medikamente ausgelöst werden, die z.B. zur Behandlung von Herzkrankheiten verordnet werden (Medikamente zur Senkung der Herzfrequenz, blutverdünnende Mittel). In einem solchen Fall sollte man mit dem Hausarzt über diese Probleme sprechen. Eventuell können andere Mittel verordnet werden, oder die Medikamente können ganz weggelassen werden.

Keine Einwände bestehen gegen sexuellen Verkehr nach dem überwundenen Herzinfarkt, sofern man wieder in der Lage ist, ohne Schwierigkeiten (Luftnot, Schmerzen in der Brust) Treppen zu steigen.

Dies gilt auch nach einem Schlaganfall. Hier ist jedoch besonders auf die Körperposition zu achten. Sie muß so gewählt werden, daß der behinderte Partner keine Muskelkrämpfe (Spasmen) erleidet. Ist der Mann betroffen, empfiehlt es sich für ihn auf dem Rücken zu liegen und die Frau die aktive Rolle übernehmen zu lassen. Für eine erkrankte Frau wird bei Problemen mit der Spastik die Seitenlage besser sein, wobei der Mann von hinten in die Scheide eindringen kann.

Operationen an der Prostata können zwar zu einem »rückwärtigen« Samenerguß in die Harnblase führen, beeinträchtigen jedoch nicht die sexuelle Empfindungsfähigkeit oder das Vermögen Geschlechtsverkehr auszuüben. Das gleiche gilt im Prinzip für Operationen an der Gebärmutter, an den Eierstöcken oder an der Brust. Trotzdem treten nach solchen Eingriffen häufig Störungen im Sexualleben auf: Die betroffenen Männer und Frauen können sich nicht mehr in ihrer Geschlechterrolle akzeptieren, fühlen sich minderwertig und evtl. körperlich entstellt. Wenn der Partner in dieser Situation Geduld übt und dem Betroffenen zeigt, daß er ihn trotz »Makel« noch lieb und begehrenswert findet, können solche Schwierigkeiten überwunden werden. Lassen sich die Probleme jedoch nicht alleine lösen, sollten die Paare sich nicht scheuen, gemeinsam einen psychotherapeutisch geschulten Arzt aufzusuchen.

Von ausschlaggebender Bedeutung für eine befriedigende sexuelle Verbindung ist die Harmonie zwischen den Partnern. Auch Sex ohne Verkehr mit Küssen, Kuscheln und Hautkontakt können sehr beglückend sein, vermitteln sie doch Wärme und Geborgenheit. In einer solchen Atmosphäre kann sich Sexualität ohne Druck und Leistungsdenken entwickeln. Grundvoraussetzung ist die Offenheit beider Partner. Keiner darf Hemmungen haben auszusprechen, was für sie oder ihn wichtig ist. Bestehen unterschiedliche Ansprüche oder sind Konflikte da, sollte das Paar den Mut aufbringen, Beratungsmöglichkeiten in Anspruch zu nehmen. Es gibt eine Reihe von Einrichtungen, die man dann gemeinsam aufsuchen kann, z.B. Eheberatungsstellen oder auch konfessionelle Institutionen. Diese Einrichtungen sind nicht nur für junge Paare da, sondern stehen selbstverständlich auch älteren offen.

Seelische Zufriedenheit

Die Lebenszufriedenheit im Alter ist von zwei wesentlichen Komponenten geprägt, dem individuellen Lebensschicksal sowie der persönlichen Art, Probleme des Alltags anzupacken und Konflikte auszutragen und zu verarbeiten. Der Alternsstil ist daher abhängig von den bis dahin gemachten Lebenserfahrungen. Verallgemeinernde Aussagen, wie das seelische Wohlbefinden erreicht bzw. beibehalten werden kann, sind aus diesem Grund schwer möglich. Dennoch gibt es einige grundlegende Ratschläge:

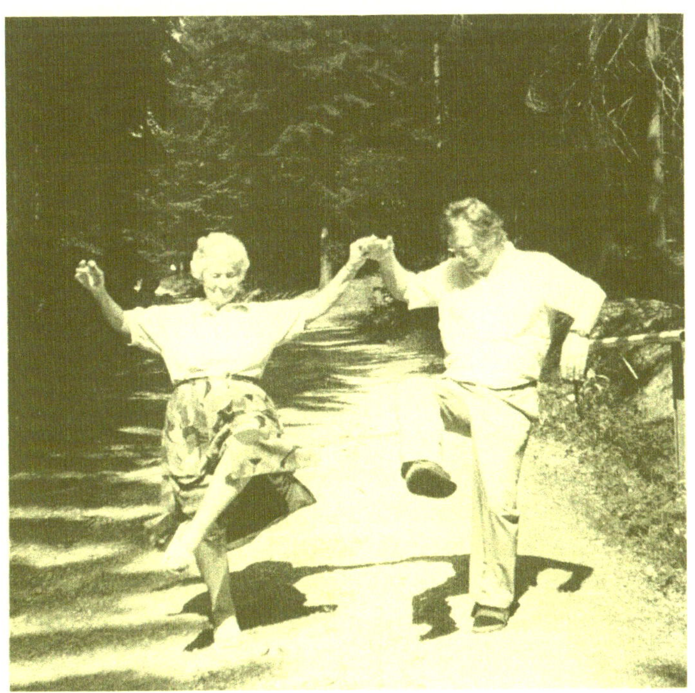

Abb. 15. Gemeinsame Unternehmungen machen Spaß.

Wie Untersuchungen gezeigt haben, sind die sozialen Kontakte für das seelische Wohlbefinden außerordentlich wichtig. Man sollte deshalb die Verbindungen zu seinen Freunden und Bekannten pflegen, sich regelmäßig treffen, schreiben oder telefonieren, auch wenn man noch einen Lebenspartner hat oder wenn enge Bindungen zu den eigenen Kindern bestehen (Abb. 15). Stark unter Vereinsamung leiden naturgemäß alleinstehende Menschen, insbesondere, wenn es keine näheren Verwandten gibt. Wenn man sich in einer solchen Situation befindet, kann man versuchen, die Einsamkeit zu überwinden, und alte Kontakte wieder neu anknüpfen, z.B. zu früheren Arbeitskollegen, aber auch Schulfreunden usw. Andere Möglichkeiten der Kontaktaufnahme bieten die in vielen Orten bestehenden Seniorenclubs oder Vereine (z.B. Tanzzirkel, Gesangsvereine). Daneben bietet beispielsweise die Volkshochschule ein reichhaltiges Programm speziell für ältere Menschen an. Auch hier lassen sich zwanglos neue Kontakte knüpfen. Weitere Ansprechpartner können auch die Nachbarn sein. Wer eine ausreichend große Wohnung hat, sollte sich ernsthaft überlegen, ob er sich nicht ein Haustier anschafft. Insbesondere Hunde sind sehr vorteilhaft, da sie Herrchen oder Frauchen dazu bringen, regelmäßig Spaziergänge zu unternehmen. Dabei kommt man ganz zwangsläufig in Kontakt mit anderen Tierhaltern, ganz abgesehen davon, daß regelmäßige Bewegung an der frischen Luft natürlich auch von hohem gesundheitlichem Wert ist.

Neben den sozialen Kontakten ist die körperliche Gesundheit ein wichtiges Fundament des Lebensglücks. Teilweise kann jeder selbst zur Erhaltung dieser Gesundheit beitragen. Dennoch ist im höheren Alter natürlich das Auftreten chronischer Erkrankungen häufiger. Bei der Beurteilung dieser Erkrankungen kommt in der Regel ein Schutzmechanismus zum Tragen: Man ist im höheren Alter auch mit einem etwas beeinträchtigten Gesundheitszustand zufrieden, weil man (unbewußt) sein eigenes Anspruchsniveau etwas absenkt. Das Akzeptieren der eigenen Person, so wie sie ist, ist eine wichtige Voraussetzung für das Wohlbefinden im Alter und damit für die psychische Gesundheit. Eine spezielle Methode, sich auch in unglücklichen Situationen selbst zu ermuntern und nicht dem Hang zum Selbstmitleid zu erliegen, wenn einem etwas Mißliches widerfährt, ist die Logotherapie. Sie versucht, mit Humor, den Betreffenden in die Lage zu versetzen, seine eigene Situation aus einer gewissen Distanz zu betrachten und die eigenen Probleme damit zu relativieren. Ein Kernsatz der Logotherapie lautet: »Ich lasse mir doch nicht alles von mir gefallen!« (Kontakt: Deutsche Gesellschaft für Logotherapie; Adresse im Anhang).

Ein weiterer wichtiger Punkt für das psychische Wohlbefinden im Alter ist die häusliche Umwelt. Die meisten älteren Menschen sind mit ihrer Wohnsituation zufrieden. Sollten Sie allerdings zu denen gehören, die glauben, daß Ihre Wohnung zu klein, zu groß, nicht altengerecht, mit zu vielen Treppen versehen, ohne Einkaufsmöglichkeiten in der unmittelbaren Nähe etc. ist, warum erwägen Sie dann nicht einen Umzug?

Wenn Sie noch sehr rüstig sind und die »Alltagsroutine« Sie nicht ausfüllt, gibt es eine Reihe von Aufgaben, deren neuen Anforderungen Sie sich stellen können. Das Übernehmen neuer Aufgaben fördert die Selbstzufriedenheit, erfordert geistige Regsamkeit beim Lösen verschiedenartiger Probleme und führt zu neuen sozialen Kontakten und zur Anerkennung der eigenen Leistungen in der Gruppe. Dies ist gerade für Senioren und Seniorinnen wichtig, die berufstätig waren und deren Berufsleben einen Großteil des Tagesablaufs bestimmt hat.

Hier gilt es ein Vakuum auszufüllen und sich neuen Herausforderungen zu stellen.

Ein anderes ideales Betätigungsfeld ist der Garten. Gartenarbeit regt die Kreislauftätigkeit an, die Muskeln werden trainiert, das Arbeiten in der frischen Luft fördert den Appetit und den Schlaf (Abb. 16). Wenn man nicht glücklicher Besitzer eines Gartens ist, kann man klein anfangen, mit Pflanzenkübeln oder Blumenkästen, und dann, falls man auf den Geschmack gekommen ist, versuchen, in der Umgebung einen kleinen Garten zu pachten.

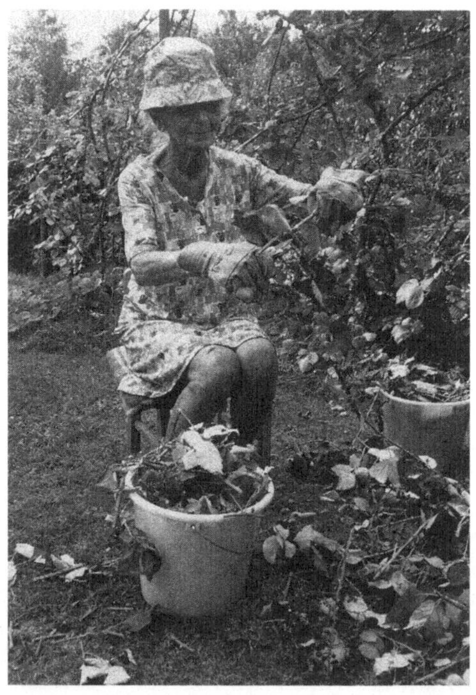

Abb. 16. Gärtnern muß keine Schwerarbeit sein.

Es ist klar, daß der Übergang ins Pensionsleben denjenigen leichter fällt, die schon während ihrer Berufstätigkeit anderweitige Interessen gepflegt haben (Kultur, Lesen, Reisen) oder ein Hobby betreiben. Menschen, die nur ihre Arbeit und ihre täglichen Pflichten kennen, sind deutlich gefährdeter, im Pensionsalter Depressionen zu entwickeln und auch früher zu sterben als ihre Altersgenossen.

Geistige Fähigkeiten

Wenn man die geistigen Fähigkeiten im Alter anspricht, hört man häufig Stereotype wie: »Im Alter wird die Vergeßlichkeit größer«, »im Alter lassen das Lernvermögen und die Merkfähigkeit nach«. Diese Aussagen stimmen so nicht. Geistige Kraft und Kreativität sind bis ins hohe Alter möglich. Die geistige Entwicklung schreitet während des gesamten Lebens fort und führt gerade im höheren Lebensalter zu ausgeprägten individuellen Unterschieden in den geistigen Kompetenzen. Die Unterschiede sind durchweg größer als die alterstypischen Gemeinsamkeiten. Dennoch gibt es einige Veränderungen der intellektuellen Leistungsfähigkeit, die bei den meisten älteren Menschen in ähnlicher Weise zu beobachten sind: So nimmt der Bedarf an Zeit für eine bestimmte Lernaufgabe oder für die Lösung eines Denkproblems zu. Die Unterschiede zwischen jungen und alten Menschen sind besonders groß, wenn Denk- und Lernleistungen unter Zeitdruck erbracht werden müssen.

Gleichzeitig verringert sich im Alter die Fähigkeit, die Aufmerksamkeit auf mehrere Einzelheiten einer Aufgabe zu verteilen und sich trotzdem auf die Lösung der Gesamtaufgabe zu konzentrieren. Die Unterschiede zwischen alten und jungen Menschen sind weniger stark, wenn es möglich ist, Problemlösungen in kleinen Schritten zu erarbeiten, und wenn bei der Bearbeitung Störungen und Belastungen vermieden werden.

Im höheren Alter kann es zu dem kommen, was man gemeinhin mit »Starrsinn« umschreibt. Anders ausgedrückt, nehmen Fähigkeit und Bereitschaft ab, Neues zu denken und zu lernen, wenn es im Widerspruch zu persönlichen Überzeugungen, eigenem Wissen und erworbenen Erfahrungen steht.

Anders verhält es sich mit Leistungen bei Aufgaben, die die Nutzung früher erworbenen Wissens und fundierter Erfahrungen möglich machen. Hier zeigen sich ältere Menschen Jüngeren ebenbürtig oder überlegen.

Beispiele für eine große geistige Schaffenskraft im hohen Alter gibt es genug – hier seien nur Immanuel Kant, Johann Wolfgang von Goethe, Arthur Rubinstein, Pablo Picasso oder auch Konrad Adenauer genannt.

Ein weiterer Punkt ist die sprichwörtlich gewordene Weisheit des Alters, die einige Menschen erreichen. Sie besteht in einer Verbindung von Wissen, Erfahrung und ruhigem Abwägen, frei von Machtstreben, Ehrgeiz oder Eitelkeit.

Trotz dieser Möglichkeiten kommt es bei einer Reihe älterer Menschen zu einem Verlust geistiger Fähigkeiten, die sich zunächst meist als Vergeßlichkeit zeigt. Wie gerontologische Untersuchungen gezeigt haben, erfolgt der Abbau geistiger Leistung in der Regel um so später und abgeschwächter, je reichhaltiger das Wissen und je geübter das Denken des Menschen waren. Um die geistige Leistungsfähigkeit bis ins hohe Alter funktionstüchtig zu erhalten, ist es notwendig, lebenslang Wissen zu erwerben, das Denken beständig zu üben und sich die Neugier am Leben ganz allgemein zu erhalten. Zur Übung im Denken wenig geeignet sind z.B. das Auswendiglernen beliebiger Texte, Vokabeln oder Zahlenreihen. Das Gehirn ist nicht mit einem Muskel zu vergleichen, der durch einfachen Gebrauch zu trainieren ist. Eine medikamentöse Behandlung der Merkschwäche ist bisher auch nicht möglich, obwohl auf diesem Gebiet intensiv geforscht wird und vielversprechende Behandlungsansätze vorhanden sind.

Es gibt jedoch eine Reihe von Möglichkeiten, die Übung im Denken zu behalten, z.B. Kurse in der Volkshochschule (Sprachen, philosophische Themen, Diskussionsrunden). In größeren Städten gibt es sog. Akademien für Ältere mit einem reichhaltigen Wissens- und Informationsangebot (Abb. 17). An einigen Universitäten ist ein »Seniorenstudium« möglich. Wenn man diese Möglichkeiten nicht hat, bieten sich Denksportaufgaben und Rätsel in den Zeitungen oder Zeitschriften an. Auch Schachspielen ist gut geeignet, den Geist zu trainieren. Man kann vermehrt Bücher lesen und mit entfernteren Verwandten und Bekannten nicht nur telefonieren, sondern ihnen auch Briefe schreiben.

14

Zahlenspiegel

der „Akademie für Ältere“

für das zurückliegende Jahr 1991

Zahl der Akademiemitglieder Ende 1991	**8000**
Durchschnittsalter der 8000 Mitglieder/Benutzer	**75**
Zusammensetzung nach Geschlechtern	**66,5 % Frauen** **33,5 % Männer**
Davon alleinstehende Frauen	48 %
alleinstehende Männer	10 %
Ehepaare/Partner	je 21 % = 42 %

Die 8000 Mitglieder/Benutzer nehmen das Angebot der Akademie wie folgt in Anspruch:

Täglich, mehrmals wöchentlich oder mindestens einmal i. d. Woche	6600
Weniger als einmal in der Woche	1400

Zahlenmäßige Teilnahme der Mitglieder/Benutzer an den einzelnen Akademieangeboten:

a) An den rd. 120 ständigen Weiterbildungsgruppen haben 1991 im Wochendurchschnitt teilgenommen	rd. 1.300
b) An den größeren Einzelveranstaltungen haben 1991 insgesamt teilgenommen	rd. 12.800
c) Teilnehmerzahl an den Kulturveranstaltungen „Künstler stellen sich vor“, Exkursionen zu „Kunstschaffenden, Museen, Ausstellungen, Galeristen“ u. ä. in 1991	rd. 1.500
d) An den Kultur- und Studienfahrten zu deutschen und europäischen Kulturstätten nahmen 1991 insgesamt teil	rd. 5.400
e) Teilnehmer am „Studium ab 60“ an der Universität Heidelberg im Semesterdurchschnitt 1991	rd. 400
f) Im Wochendurchschnitt wurden im Jahr 1991 Informations- und Beratungsgespräche durchgeführt	rd. 800

Akademie für Ältere

Abb. 17. Die Heidelberger Akademie für Ältere ist eine der größten und aktivsten in Deutschland. (Akademie für Ältere).

Die Kommunikation mit den Mitmenschen bietet vielfältige Anregungen und beugt dem geistigen Leistungsabfall vor. Eine weitere Möglichkeit des Gedächtnistrainings besteht z.B. darin, beim Einkauf oder beim Essen in einem Restaurant die Rechnung vorher im Kopf zu addieren oder zum Einkaufen zwar einen Zettel mitzunehmen, aber zu versuchen, sich an die Dinge, die man kaufen will, ohne Blick auf das Blatt zu erinnern.

Gedächtnis, Kreativität und Lernen durchlaufen eine lebenslange Entwicklung und müssen daher auch lebenslang gefördert werden.

Gesunder Schlaf

»Heute nacht habe ich wieder kaum ein Auge zugemacht«. »Ach, wenn ich doch nur einmal richtig durchschlafen könnte.« »Ich liege ab 4.00 Uhr wach und kann nicht mehr einschlafen.« So oder ähnlich lauten oft die Klagen älterer Menschen über Schlafschwierigkeiten. Dem Schlaf wird zu Recht ein hoher Stellenwert für das körperliche Wohlbefinden eingeräumt.

Schlafstörungen werden mit steigendem Lebensalter häufiger, die Ursachen vielschichtiger. Neben altersbedingten natürlichen Veränderungen des Schlafes treten Schlafstörungen als Folge einer Vielzahl von Krankheiten auf. Als Beispiele seien hier nur degenerative Gelenkerkrankungen und schwere Osteoporose mit nächtlichen Schmerzen, Engegefühl in der Brust bei koronarer Herzkrankheit sowie nächtliche Atemnot und gehäuftes Wasserlassen bei Herzmuskelschwäche (Herzinsuffizienz) genannt. Eine gezielte Therapie dieser Erkrankungen bessert auch die sekundären Schlafstörungen. Es ist daher wichtig, bei neu aufgetretener oder länger anhaltender Schlaflosigkeit den Hausarzt aufzusuchen und um Rat zu bitten. Er kann gezielt nach solchen Ursachen forschen und sie entsprechend behandeln.

Ein Großteil der Schlafstörungen läßt sich auf natürliche Veränderungen des Schlafes zurückführen, die mit dem Altwerden einhergehen. Man braucht im Alter eine längere Zeit zum Einschlafen. Die Tiefschlafphasen nehmen ab, es kommt zu einer Zunahme kurzer Wachphasen während des Nachtschlafes, frühes morgendliches Aufwachen ist häufiger. Der ältere Mensch schläft flacher, er schlummert mehr. Nicht richtig ist dagegen die Annahme, daß die Schlafdauer generell abnimmt: Es gibt auch Personen, die mit steigendem Alter mehr Schlaf brauchen und länger schlafen. Die meisten älteren Menschen sind mit ihrem Schlaf zufrieden und wachen morgens frisch und erholt auf.

Eine weitere wichtige Änderung ist die Zunahme des Tagesschlafes im Alter. Es wird häufiger als in jungen Jahren ein morgendliches oder nachmittägliches Nickerchen gemacht. Diese Schlafzeit wird bei den Klagen über zu wenig Schlaf meist vergessen. Berücksichtigt man diese Zeit, erweisen sich die Sorgen über das verkürzte Schlafen in der Nacht teilweise als unbegründet. Einer weiteren Fehlbeurteilung unterliegen wir, wenn wir glauben, wir hätten »die ganze Nacht kein Auge zugetan«. Wie die Schlafforschung eindeutig gezeigt hat, überbewerten wir die Wachphasen in der Nacht deutlich und unterschätzen die Schlafphasen. In der Regel holt sich der Körper die Menge Schlaf, die er braucht, ob portionsweise oder am Stück.

Besteht jedoch tatsächlich Schlaflosigkeit, ist der Schlaf wenig erholsam und sind Krankheiten als Ursache ausgeschlossen, sollte man seine Schlafgewohnheiten beobachten (Zubettgehzeit, Liegezeit im Bett, Raumtemperatur, Geräuschkulisse). Hilfreich ist es auch, den üblichen Tagesablauf zu analysieren (Essenszeiten, Mittagsschlaf, körperliche Aktivität, Genuß von Kaffee, Tee, Alkohol und Nikotin, Medikamenteneinnahme). Durch das Notieren des routinemäßigen Tagesablaufes kann man die Ursachen der Schlafschwierigkeiten oft selbst finden und entsprechend bekämpfen. Wenn die Regeln für gesunden Schlaf (s. unten) konsequent befolgt werden, lassen sich die meisten Schlafstörungen dauerhaft behandeln. Manche Menschen haben zudem ihr eigenes Hausmittelchen parat. So schwören einige auf ein Glas warme Milch vor dem Zubettgehen, andere auf ein entspannendes Vollbad (nicht zu heiß!) oder einen Spaziergang. Gut gegen innere Anspannung und Grübeln helfen auch Entspannungsübungen. Entsprechende Kurse, z.B. für autogenes Training, aber auch für andere Entspannungstechniken, werden von nahezu allen Volkshochschulen angeboten.

Entspannend und beruhigend wirken auch Schlafmittel auf pflanzlicher Basis, z.B. Baldrian oder Hopfen. In Ausnahmefällen kann bei starker Belastung (familiäre Sorgen, Trauerfall etc.) die kurzfristige Einnahme eines rezeptpflichtigen

Schlafmittels segensreich sein. Dringend zu warnen ist dagegen vor dem regelmäßigen Gebrauch dieser Schlafmittel. Sie greifen alle – ohne Ausnahme – in den natürlichen Schlafablauf ein und können auch tagsüber zu Schläfrigkeit führen. Der allmähliche Wirkungsverlust bei langfristiger Einnahme führt zu Dosissteigerungen mit möglichen Nebenwirkungen und Suchtgefahr. Gerade im Alter kann es zu sog. paradoxen Reaktionen (Übererregbarkeit und Unruhe) kommen.

Wer über einen längeren Zeitraum regelmäßig Schlafmittel eingenommen hat, sollte aus diesen Gründen versuchen, davon loszukommen. Abruptes Absetzen der Mittel führt jedoch meist zu stärkerer innerer Unruhe und hartnäckiger Schlaflosigkeit. Das Absetzen sollte deshalb unter Überwachung des Hausarztes schrittweise erfolgen. Bis der natürliche Schlaf-Wach-Rhythmus sich einstellt, können auch während des »Ausschleichens« noch Perioden mit ausgeprägter Schlaflosigkeit auftreten. Gerade in dieser Phase ist man besonders gefährdet, rückfällig zu werden und wieder zu den alten Schlafmitteln zu greifen. Diese Durststrecke hält jedoch nur für einige Tage an, in denen man die Zähne aufeinanderbeißen und strikt die Regeln für gesunden Schlaf einhalten muß. Hat Ihr Körper erst seinen physiologischen Rhythmus wieder gefunden, wird er es Ihnen mit erholsamem, erfrischendem Schlaf danken!

Regeln für gesunden Schlaf

Allgemeines

1. Legen Sie die Zeit, die im Bett verbracht wird, fest.
   Viele Schläfer bleiben zu lange im Bett oder stehen zu spät auf.
2. Halten Sie sich körperlich fit.
   Regelmäßiges körperliches Training führt zu einem besseren Schlaf!
3. Reduzieren Sie den Genuß von Kaffee, Tee, Cola und Alkohol am Abend.
4. Keine schweren Mahlzeiten, keine anstrengenden körperlichen oder geistigen Tätigkeiten kurz vor dem Zubettgehen.
5. Beobachten Sie die Wirkung eines nachmittäglichen Nickerchens, von Geselligkeit oder Spaziergängen am Abend auf den nächtlichen Schlaf und ziehen Sie daraus die Konsequenzen.

Umgebung

1. Meiden Sie Lärm und Licht.
2. Finden Sie die optimale Temperatur zum Schlafen heraus. Die meisten Menschen schlafen am besten in kühlen Räumen.
3. Sorgen Sie für ein Bett mit guter, nicht zu weicher Matratze.
4. Untersuchen Sie, ob Sie besser alleine oder (falls vorhanden) mit Partner schlafen.

Beim Zubettgehen

1. Gehen Sie abends ins Bett, wenn Sie müde sind, nicht wenn es Zeit ist, sich hinzulegen.
2. Wenn Sie schlecht einschlafen oder nachts aufwachen, lesen Sie ein vergnügliches Buch oder versuchen Sie, an etwas Schönes zu denken. Lassen Sie sich vom Schlaf übermannen, versuchen Sie nicht, ihn zu erzwingen.
3. Gelingt das (Wieder-)Einschlafen nicht, stehen Sie auf und beschäftigen Sie sich mit einem entspannenden Hobby, bis Sie müde werden.
4. Milde, pflanzliche Schlafmittel können das Einschlafen erleichtern, wenn man unruhig ist. Der Griff zur rezeptpflichtigten Schlaftablette sollte jedoch eine Ausnahme bleiben!

Nach einer schlaflosen Nacht

1. Stehen Sie auch nach einer schlaflosen Nacht zur gewohnten Zeit auf.
2. Beschäftigen Sie sich tagsüber vermehrt mit körperlich anstrengenden Aufgaben, z.B. Wäschewaschen oder Gartenarbeit.
3. Widerstehen Sie der Versuchung, ein nachmittägliches Nickerchen zu machen.
4. Gehen Sie abends ins Bett, wenn Sie müde werden, nicht, wenn es Zeit ist, sich hinzulegen.

Ausblick

Altwerden nur mit Gebrechen, Krankheiten und Einengung der Lebensführung gleichzusetzen, bedeutet eine unzulässige Einengung der Sichtweise (Abb. 18). Das Alter kann auch neue Perspektiven eröffnen. So bietet sich die Chance, bisher Versäumtes nachzuholen: Bildungs- und Erlebnisreisen, Erlernen einer Fremdsprache, Ausüben künstlerischer oder handwerklicher Hobbies, sportliche Aktivitäten, Engagement im sozialen Bereich oder Weiterbildung in Volkshochschulen, Akademien für Ältere oder im Seniorenstudium an einigen Universitäten.

In einer wissenschaftlichen Untersuchung wurde älteren Menschen folgende Frage gestellt: »Hat das Alter in Ihren Augen einen besonderen Stellenwert, und worin liegt dieser?« Darauf kam es u.a. zu folgenden Antworten:

- Fähigkeit eigene Bedürfnisse zugunsten anderer zurückstellen,
- Reduktion eigener Bedürfnisse, größere Gelassenheit und Zufriedenheit mit den eigenen Lebensumständen,

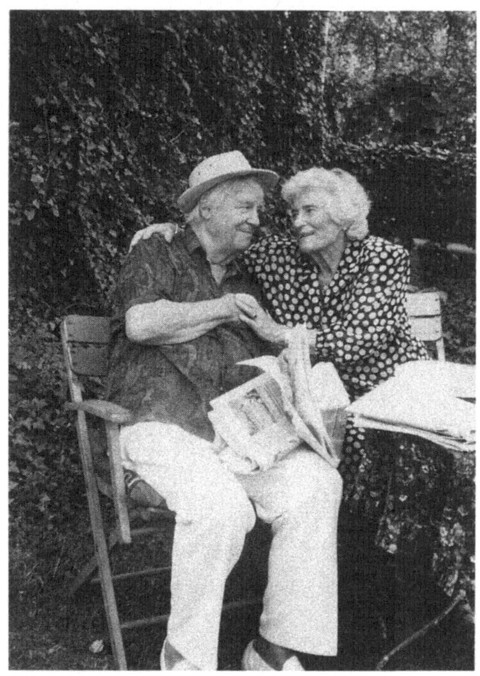

Abb. 18. »Ein alter Ofen hat oft Feuer und brennt viel besser als ein neuer«.

- Beschäftigung mit und (falls möglich) Hilfestellung bei der Zukunftsplanung der Kinder und Enkel,
- vermehrte Beschäftigung mit Gesellschaft, Politik und Kultur sowie zukünftigen Entwicklungen,
- Fähigkeit, Grenzen des Lebens zu akzeptieren, Verluste hinzunehmen und trotz Behinderungen ein unabhängiges Leben zu führen.

Die Zeit nach der Pensionierung als Chance zu begreifen und sich ihren Herausforderungen zu stellen, ist eine wesentliche Voraussetzung, um zufrieden alt zu werden. Im Zusammenhang mit der Frage nach dem Lebensglück äußerte ein unbekannt gebliebener Philosoph einmal folgendes:

> »Gott gebe mir die Gelassenheit
> die Dinge hinzunehmen,
> die ich nicht ändern kann;
> den Mut, die Dinge zu ändern,
> die ich ändern kann;
> und die Weisheit, das eine
> von dem anderen zu unterscheiden.«

Ich wünsche uns allen, daß wir bei der Lebensplanung und -gestaltung immer die nötige Gelassenheit, den Mut und die Weisheit dazu haben werden.

Anhang: Nützliche Adressen

Aktionskreis Eß- und Magersucht »Cinderella« e.V., Westendstraße 35, W-8000 München 2. Tel. (089) 5021212

Allgemeiner Kranken- und Altenpflegeverband, Oppelner Straße 130, W-5300 Bonn 1. Tel. (0228) 668517–1

Anonyme Alkoholiker, Gemeinsames Dienstbüro, Postfach 460227, W-8000 München 1. Tel. (089) 3164343

Arbeiter-Samariter-Bund Deutschland e.V., Bundesvorstand, Sülzburgstraße 140, W-5000 Köln 41. Tel. (0221) 47605–0

Arbeiterwohlfahrt Bundesverband e.V., Oppelnerstraße 130, W-5300 Bonn 1. Tel. (0228) 6685–0

Arbeitskreis Gesundheit im Alter, Postfach 1250, W-5223 Nürmbrecht

Blaues Kreuz in Deutschland e.V., Freiligrathstraße 27, W-5600 Wuppertal 2. Tel. (0202) 621098

Bund Deutscher Rentner Aktion Seniorenwerk e.V., Limburgerstraße 8, W-5000 Köln. Tel. (0221) 251676

Bundesarbeitsgemeinschaft Beratungsstelle für Ältere und deren Angehörige, Geschäftsstelle Tübingen, Kirchgasse 1, W-7400 Tübingen. Tel. (07071) 22498

Bundesarbeitsgemeinschaft der Freien Wohlfahrtspflege e.V., Haus der Freien Wohlfahrtspflege, Franz-Lohe-Straße 17–19, W-5300 Bonn 1. Tel. (0228) 226–1

Bundesarbeitsgemeinschaft der Freundeskreise für Suchtkrankenhilfe in Deutschland e.V., Brüder Grimm Platz 4, W-3500 Kassel. Tel. (0561) 780413

Bundesarbeitsgemeinschaft Hauskrankenpflege, Geschäftsstelle Berlin, Schildhornstraße 20, 1000 Berlin 41. Tel. (030) 7932025

Bundesarbeitsgemeinschaft Hilfe für Behinderte e.V., Kirchfeldstraße 149, W-4000 Düsseldorf 1. Tel. (0211) 31006–0

Bundesdeutscher Senioren-Notruf e.V., Osnabrückerstraße 26, W-8000 München 50. Tel. (089) 1404444

Bundesselbsthilfeverband Schlaganfallbetroffener und gleichartig Behinderter e.V., Postfach 143165, W-4300 Essen 14. Tel. (0201) 539339 oder 530021

Bundesverband für die Rehabilitation der Aphasiker e.V., Straßburger Weg 23, W-5300 Bonn 1. Tel. (0228) 230721

Bundesverband Selbsthilfe Körperbehinderter e.V. (BSK), Altkrautheimerstraße 17, W-7109 Krautheim/Jagst. Tel. (06294) 680

Bundesverband Seniorentanz e.V., Schützenstraße 29, W-4370 Marl 6

Bundesverband Tierschutz »Freundeskreis betagter Tierhalter«, Dr.-Boscheidgen-Straße 20, W-4130 Moers. Tel. (02841) 25244

Bundeszentrale für gesundheitliche Aufklärung, Ostmerheimer Straße 200, W-5000 Köln 91. Tel. (0221) 89921

Deutsche Alzheimer Gesellschaft e.V., Mauerkircherstraße 21, W-8000 München 80. Tel. (089) 608058

Deutsche Arthrose-Hilfe, Postfach 110551, W-6000 Frankfurt

Deutsche Gesellschaft für Ernährung e.V., Feldbergstraße 28, W-6000 Frankfurt 1. Tel. (069) 720146

Deutsche Gesellschaft für Humanes Sterben (DGHS) e.V., Lange Straße 2–4, W-8900 Augsburg 11. Tel. (0821) 502350

Deutsche Gesellschaft für Logotherapie e.V., Rockwinkeler Landstraße 110, W-2800 Bremen-Oberneuland. Tel. (041) 42890

Deutsche Gesellschaft zur Förderung der Gehörlosen und Schwerhörigen e.V., Rothschildallee 16a, W-6000 Frankfurt 60. Tel. (069) 459237

Deutsche Herzhilfe e.V., Weißhausstraße 21, W-5000 Köln 41. Tel. (0221) 410812

Deutsche Herzstiftung, Hans-Thoma-Straße 10, W-6000 Frankfurt 70. Tel. (069) 610838

Deutsche Hospizhilfe e.V., Reit 25, W-2110 Buchholz. Tel. (04181) 38855

Deutsche Ileostomie-Colostomie-Urostomie-Vereinigung e.V., Kepserstraße 50, W-8050 Freising. Tel. (08161) 84909

Deutsche Inkontinenz-Liga e.V. (DIL), Bahnstraße 32, W-6072 Dreieich 4. Tel. (06103) 86763

Deutsche Krebshilfe e.V., Informations- und Beratungsdienst, Thomas-Mann-Straße 40, W-5300 Bonn 1. Tel. (0228) 729907–0

Deutsche Liga zur Bekämpfung des hohen Blutdruckes e.V., Berliner Straße 46, W-6900 Heidelberg. Tel. (06221) 411774

Deutsche Parkinson Vereinigung Bundesverband e.V., Kurt-Huber-Straße 3, W-4040 Neuss. Tel. (02101) 470441

Deutsche Rheuma-Liga e.V., Rheinallee 69, W-5300 Bonn 2. Tel. (0228) 355425

Deutsche Schmerzhilfe e.V., Woldsenweg 3, W-2000 Hamburg 20. Tel. (040) 465646

Deutsche Tinnitus Liga e.V., Erbschlößerstraße 22, W-5600 Wuppertal 21. Tel. (0202) 464584

Deutsche Vereinigung für die Rehabilitation Behinderter e.V., Nationale Fachverbände für interdisziplinäre Fragen der Behindertenhilfe, Friedrich-Ebert-Anlage 9, W-6900 Heidelberg 1. Tel. (06221) 25485

Deutscher Behinderten Sportverband e.V., Sportschule Wedau, Friedrich-Alfred-Straße 15, W-4100 Duisburg 1. Tel. (0203) 738162–0 sowie Ferdinand-Lentjes-Haus,

Am Schönenkamp 110, W-4000 Düsseldorf 13. Tel. (0211) 7498284

Deutscher Blindenverband e.V., Bismarckallee 30, W-5300 Bonn 2. Tel. (0228) 354037

Deutscher Caritasverband e.V., Lorenz-Werthmann-Haus, Karlstraße 40, Postfach 420, W-7800 Freiburg. Tel. (0761) 200–1

Deutscher Diabetiker Bund e.V., Lilienthalstraße 21, W-4650 Gelsenkirchen. Tel. (0209) 45088

Deutscher Diabetiker Verband e.V., Hahnbrunnerstraße 46, W-6750 Kaiserslautern. Tel. (0631) 76488

Deutscher Schwerhörigenbund e.V., Wagnerstraße 42, W-2000 Hamburg 76. Tel. (040) 2099009

Deutsches Rotes Kreuz e.V., Präsidium, Generalsekretariat, Friedrich-Ebert-Allee 71, W-5300 Bonn 1. Tel. (0228) 541–1

Deutsches Zentrum für Altersfragen e.V., Manfred-von-Richthofen-Straße 2, 1000 Berlin 42. Tel. (030) 7866071

Diakonisches Werk der Evangelischen Kirche in Deutschland e.V., Stafflenbergstraße 76, Postfach 101142, W-7000 Stuttgart 10. Tel. (0711) 2159–0

Die Arche, Selbstmordverhütung und Lebenshilfe e.V., Viktoriastraße 9, W-8000 München 40. Tel. (089) 334041

Gesellschaft für Inkontinenzhilfe e.V., Rosenstraße 9, W-4000 Düsseldorf 1. Tel. (0211) 491273

Hilfe für Depressivkranke e.V., Kontakt- und Beratungsstelle, Wermbachstraße 13, W-8750 Aschaffenburg. Tel. (06021) 23626

Hilfe für Inkontinente Personen e.V., Blanckertzstraße 12, W-4000 Düsseldorf 12. Tel. (0211) 592164

HIP – Bundesverband »Hilfe für inkontinente Personen«, Postfach 120543, W-4000 Düsseldorf 12. Tel. (0211) 297176

Kuratorium Deutsche Altershilfe Wilhelmine-Lübke-Stiftung e.V., An der Pauluskirche 3, W-5000 Köln 1. Tel. (0221) 313071

Kuratorium Gutes Sehen, Pipinstraße 16, W-5000 Köln 1. Tel. (0211) 214586

Kuratorium Knochengesundheit e.V., Hettenbergrind 5, W-6920 Sinsheim 12

Nationale Kontakt- und Informationsstelle zur Anregung und Unterstützung von Selbsthilfegruppen (NAKOS), Albrecht-Achilles-Straße 65, 1000 Berlin 31. Tel. (030) 8914019

Osteoporose Selbsthilfe, Bundesgeschäftsstelle, Römerstraße 1, W-6940 Weinheim. Tel. (06201) 68251

Overeaters Anonymous (OA) Übergewichtigen-Gruppen. Kontaktstelle Deutschland, Hohenheimerstraße 75, W-7000 Stuttgart 70. Tel. (0711) 243533

Reichsbund der Kriegs- und Wehrdienstopfer, Behinderten, Sozialrentner und Hinterbliebenen e.V., Beethovenallee 56–58, W-5300 Bonn 2. Tel. (0228) 363071

Senioren-Schutzverband »Graue Panther«, Gabriele Fischer, Bauseweinallee 14, W-8000 München 60. Tel. (089) 8113745

Sport für betagte Bürger e.V., Hensgesweiderweg 71, W-4050 Mönchengladbach

Stiftung Rehabilitation, Bonhoefferstraße, Postfach 101409, W-6900 Heidelberg. Tel. (06221) 88–0

Verband der Kriegs- und Wehrdienstopfer, Behinderten- und Sozialrentner Deutschlands e.V., Wurzerstraße 2–4, W-5300 Bonn 2. Tel. (0228) 820930

Zentralwohlfahrtsstelle der Juden in Deutschland e.V., Hebelstraße 6, W-6000 Frankfurt. Tel. (069) 556958

Quellennachweise

Abb. 1, 5: Kruse W, Nikolaus T (1992) Geriatrie. Springer, Berlin Heidelberg New York

Abb. 2: Fischer GC (Hrsg) (1991) Geriatrie für die hausärztliche Praxis. Springer, Berlin Heidelberg New York

Abb. 3, 9, 11, 13-16, 18: Elsbeth von Staehr, Wuppertal

Abb. 7: Mannebach H (1992) Das Herz. Springer, Berlin Heidelberg New York

Abb. 8, 12: Arbeitsgruppe Prävention, Herzzentrum Nordrhein-Westfalen; aus Mannebach H (1992) Das Herz. Springer, Berlin Heidelberg New York

Abb. 17: Akademie für Ältere, Heidelberg

Springer-Verlag und Umwelt

Als internationaler wissenschaftlicher Verlag sind wir uns unserer besonderen Verpflichtung der Umwelt gegenüber bewußt und beziehen umweltorientierte Grundsätze in Unternehmensentscheidungen mit ein.

Von unseren Geschäftspartnern (Druckereien, Papierfabriken, Verpackungsherstellern usw.) verlangen wir, daß sie sowohl beim Herstellungsprozeß selbst als auch beim Einsatz der zur Verwendung kommenden Materialien ökologische Gesichtspunkte berücksichtigen.

Das für dieses Buch verwendete Papier ist aus chlorfrei bzw. chlorarm hergestelltem Zellstoff gefertigt und im ph-Wert neutral.

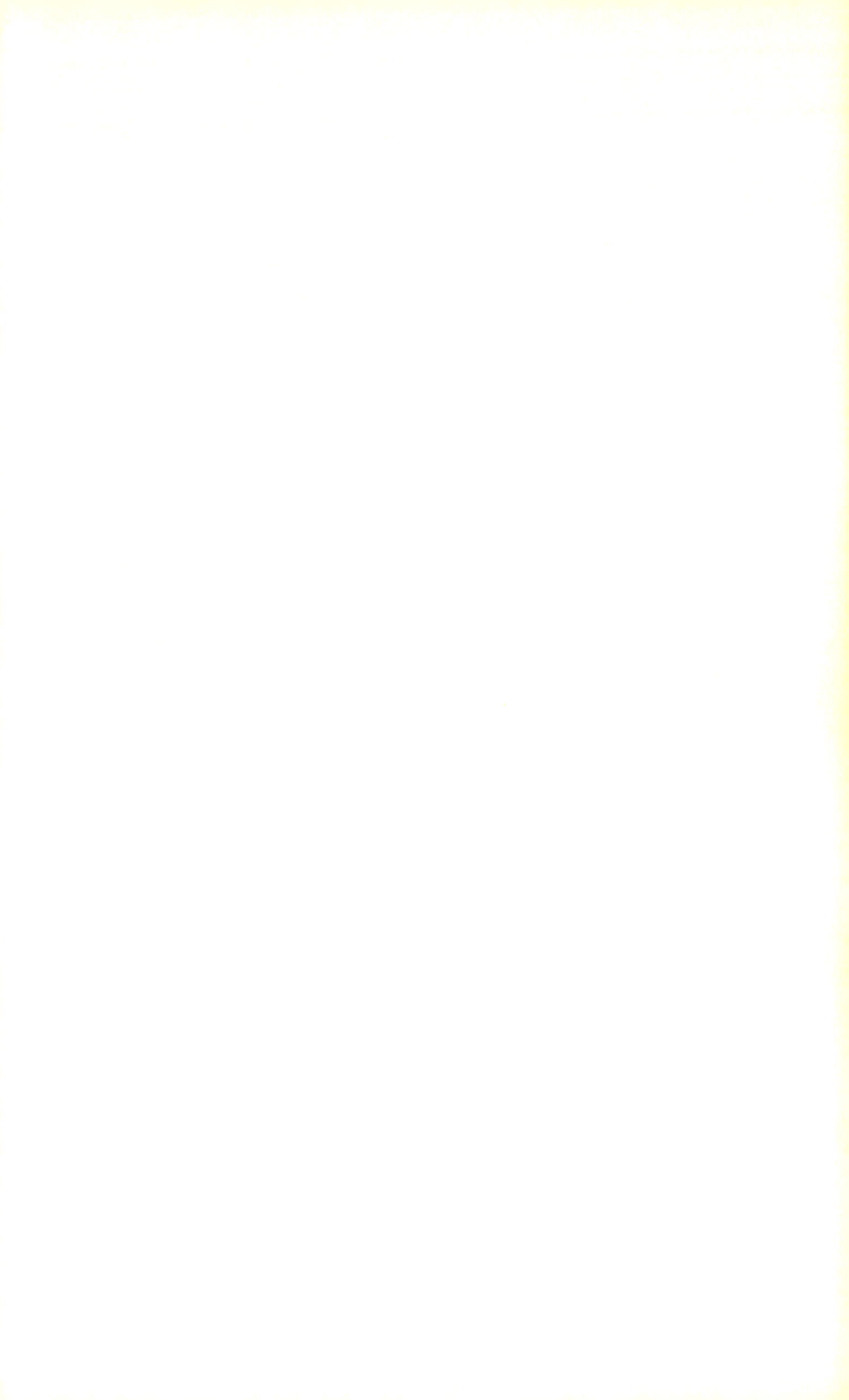